D1993783

Klartext

Trude Unruh (Hg.)

Tatort Pflegeheim

Zivildienstleistende berichten

Interviews und Redaktion:
Ulrich Homann und Beate Kropp

Alle Überschüsse aus diesem Buchprojekt fließen in die Arbeit der Grauen Panther ein.

1. Auflage: Januar 1989
Gesamtausstattung und Satz: Klartext, Essen
Titelentwurf: Kornelia Flieher
Druck: Plambeck & Co., Neuss
© Klartext Verlag, Essen 1989
Alle Rechte beim Verlag
ISBN 3-88474-441; 16,80 DM

Inhalt

Trude Unruh

Warum und wie dieses Buch entstand

Seit seiner Gründung im Jahre 1975 kämpft der Senioren-Schutz-Bund „Graue Panther“ – dessen Gründerin und Bundesvorsitzende ich bin – dafür, daß die menschenunwürdigen Lebensbedingungen in den Alten- und Pflegeheimen unserer Republik in das Bewußtsein der Öffentlichkeit eindringen. Unzählige Heim-Skandale zerrten wir mit Hilfe von Presse, Funk und Fernsehen ans Tageslicht, hellste Empörung auslösend. In vielen Einzelfällen konnten wir auch helfen und zumindest die allerschlimmsten Mißstände beseitigen, dabei handelte es sich jedoch immer nur um die Spitze eines Eisbergs: Der eigentliche Skandal in der bundesrepublikanischen „Pflege und Wartung“ alter Menschen in Heimen ist die dort herrschende durchschnittliche Normalität, ist der Alltag auf den Stationen.

In den über 7.000 Heimen haben mehr als 500.000 Bewohner zu oft ihre individuelle Menschenwürde mehr oder weniger verloren. Die Bewohner haben sich einem in der Regel preußisch geordnetem Ablauf- und Dienstplan unterzuordnen, dessen Maßstäbe allein auf Sauberkeit und Ordnung ausgerichtet sind. Für die allermeisten beginnt am Tag ihres Einzugs ein Alptraum, der bis an das Lebensende andauert. Oft werden die Menschen zwangsweise eingeliefert, werden kaum mit dem durchreglementierten Tagesablauf fertig, der ihnen nach einem individuell und selbstverantwortlich gestalteten Leben eine unglaubliche Umstellung abverlangt, der viele nicht mehr gewachsen sind. Die nach der Einweisung zu beobachtende Resignation, Apathie und das Fehlen jeglicher Perspektive sind weit häufiger der eigentliche Anlaß für psychische und seelische Verwirrungen und Desorientiertheiten als der „natürliche" körperliche und geistige Verfall. Die Menschen werden in den Heimen erst „heimreif" gemacht: Man nimmt ihnen zunächst ihre Unabhängigkeit, anschließend die Menschenwürde und den Lebensmut. Von Rehabilitation – in den bunten Werbeprospekten der Heime ständig angeführt – kann keine Rede sein; das Ziel, die Menschen wieder für ein eigenständiges Leben fitzumachen, wird im Alltag des „Heimvollzugs"nicht einmal mehr angestrebt. Für die Betroffenen ist die Heimeinweisung eine Sackgasse, eine Endstation. Da fast niemand die monatlichen Kosten für die Heimunterbringung durch die eigene Rente aufbringt, werden die Heimbewohner über Nacht auch noch zum Sozialfall – wobei sich das Sozialamt die Kosten, wenn irgendwie möglich von den Kindern wiederholt. Für viele alte Menschen die schlimmste Demütigung überhaupt, die ihnen dann den Rest gibt.

Persönliche Bedürfnisse der Bewohner werden von den Heimleitungen weitgehend ignoriert, wenn sie auch nur die leisesten Veränderungen des festgefügten organisatorischen Ablaufs mit sich bringen. Das Leben ist fortan bestimmt durch den Dienstplan des Personals. Für ein solches Leben ohne den geringsten Komfort und Möglichkeiten zur Entfaltung der eigenen Persönlichkeit verlangen die Heimträger mittlerweile pro Monat zwischen 3.500 und 4.500 DM. Abgesehen von den Fällen, in denen Heimbewohner gefesselt, geschlagen, beleidigt, psychisch und physisch drangsaliert werden, ist dieser trostlose Alltag und die Beträge, die für seine Organisation verlangt werden, der eigentliche Skandal.

Neben den Bewohnern leidet auch das Personal unter den unmenschlichen Verhältnissen, die ihre Ursache vor allem in der skandalösen Personalmisere der Heime haben. Ständige Überstunden, Schicht- und Nachtdienst, permanentes Arbeiten unter Zeitnot und extreme seelische und körperliche Belastungen, dies alles bei unzureichender Ausbildung und geringer Bezahlung, lassen viele Altenpfleger verzweifeln und aus dem Beruf – der unter menschenwürdigen Bedingungen auch viel Freude und Befriedigung bringen könnte – aussteigen. Zudem sind die examinierten Altenpfleger – die für ihre zweijährige Ausbildung derzeit immer noch „Schulgeld" bezahlen müssen – auf den Stationen mittlerweile eher die Ausnahme, zumindest eine Minderheit. Bei dieser personellen Situation werden die Bettenpreise immer unverständlicher und lassen den Verdacht aufkommen, daß nicht nur die privaten Betreiber, sondern eben auch die staatlichen, kommunalen und vor allem die Wohlfahrtsverbände das Betreiben eines Alten- und Pflegeheims als lohnendes Unternehmen sehen, das mit größter Gewißheit schnell schwarze Zahlen in den Bilanzen schreibt.

Es ist bisher kein einziger Fall bekanntgeworden, daß ein Heimbetreiber die Bettenpreise reduziert oder bereits gezahlte Entgelte teilweise wieder erstattet hat, wenn er die zugesagten Leistungen nicht tatsächlich zu gewährleisten im Stande war. Viele Betreiber arbeiten mittlerweile fast nur noch mit Aushilfen, Angelernten, Zivis, Praktikanten, Ehrenamtlichen und drücken damit die realen Personalkosten erheblich. Die Bettenpreise sind aber kalkuliert mit Personalkosten für ausgebildete Fachkräfte. Eine Erstattung der eingesparten Kosten – die ja automatisch eine Senkung der Pflege- und damit Lebensqualität der Bewohner zur Folge hat – hat es bis zum heutigen Tag nicht gegeben.

Es gibt im gesamten Bundesgebiet eine Fülle von konkreten Modellen, die beweisen, daß eine menschliche Betreuung und Pflege in einem gutgeführten und personell bestens ausgestatteten Heim für nur knapp mehr als die Hälfte des derzeitigen Durchschnittspreises eines Pflegeheimbettes möglich ist. Überall da, wo die Struktur des Betreibers noch überschaubar – und vor allem: kontrollierbar – ist, wo nicht riesige Verwaltungen und sonstige administrative Bereiche „durchgeschleppt“ und auf das einzelne Bett „umgelegt werden müssen, ist es machbar, Menschlichkeit und Wirtschaftlichkeit zu verbinden. Dazu zählen auch die zahllosen kleinen privaten Initiativen – Wohngemeinschaften, Hausgemeinschaften, Leben in kleinen Pensionen oder auf dem Bauernhof –, die ebenfalls in der alltäglichen Praxis nachhaltig Beweis führen, daß die großen Heime und Altenverwahranstalten der traditionellen Betreiber in keinem Fall die richtigen Lösungen sind.

Wir erwarten von der neuen Familienministerin vor allem auch eine praxisnahe Novellierung des Heimgesetzes, damit endlich die behördlichen Eingriffe in selbstbestimmte Modelle alternativen Wohnens für alte Menschen der Vergangenheit angehören.

Falls der derzeitige „Dschungel“ Heimgesetz – zu ihm gehören: MindBauV., Heim-MitwirkungsV., HeimsicherungsV., HeimbuchV., HeimMindPersV – aber weiter „erprobt“ werden soll und die Bewohner gezwungen bleiben, ihren eigenen Schutz selbst durchzusetzen, müssen die Rechte der Heimbewohner schriftlich dem Heimvertrag hinzugefügt werden.

Das bedeutet in der tagtäglichen Praxis:

1. Klare schriftliche Bekanntgabe aller Rechte der Bewohner. Aushändigung des Heimgesetzes.
2. Ganz wichtig ist die Aufklärung, daß der jeweilige „Träger“ auch einer staatlichen Aufsicht untersteht.
3. Dem Heimbeirat (die Heimbewohner sind die Arbeitgeber!) muß die Mitbestimmung auch bei Personalfragen

eingeräumt werden. Die Stärkung des Heimbeirates hat durch eine unabhängige Beschwerdestelle zur Durchsetzung der Rechte der Heimbewohner zu erfolgen.

4. Das ganze Heimgesetz mit den entsprechenden Verordnungen ist nicht zum tatsächlichen Schutz der Bewohner praktikabel, wenn nicht sofort die Umwandlung der bestehenden Heimaufsicht in unabhängige Kontrollkommissionen erfolgt (etwa: 60 Prozent Betroffene, 20 Prozent unabhängige Fachberater, 20 Prozent Vertreter von Alten- oder Behindertengruppen).

Immer wieder erhalten wir von Mitarbeitern in den Heimen Hilferufe und ganz persönliche Fragen, wie sie aus dem „Elend" wieder herauskommen können, ob es Alternativen gibt. Wir verweisen dann besonders auf das eigenverantwortliche Anbieten von ambulanten Pflegediensten, die fraglos eine große Zukunft haben.

Auch die Anfragen der Zivildienstleistenden häufen sich. Wir bemühen uns sehr um den Kontakt zu den jungen Männern, die freiwillig diese enorm strapaziöse und vor allem seelisch oft übermenschliche Arbeit auf sich nehmen und sich nicht selten von Teilen einer unbelehrbaren Öffentlichkeit als „Drückeberger" bezeichnen lassen müssen.

Seit 1987 sitze ich als Parteilose in der Fraktion der Grünen im Deutschen Bundestag. Auch in dieser Funktion bekam ich sehr viel Post von Zivildienstleistenden, die in der Altenbetreuung tätig sind. Die oft erschütternden Schilderungen ihres Dienstalltags veranlaßten mich, im Juni 1988 eine Anfrage an die Bundesregierung bezüglich der Arbeitssituation von Zivildienstleistenden in der Altenpflege zu stellen. Die Antwort lautete unter dem Strich: Alles bestens. Beanstandungen sind nicht bekannt!

Wir entschlossen uns daher, mit den Betroffenen selbst unmittelbar Kontakt aufzunehmen, sie über ihre Realität zu befragen und so zu überprüfen, ob tatsächlich keine Beanstandungen vorliegen. Mein persönlicher Mitarbeiter Ulrich Homann sowie Beate Kropp vom Essener Klartext Verlag befragten in den letzten Monaten mehr als 400 Zivildienstleistende, die auf Pflegestationen tätig sind. Sie fuhren zu Einführungslehrgängen, Kursen und Rüstzeiten kreuz und quer durch die Bundesrepublik. Sie sprachen mit „Frischlingen", die erst wenige Wochen dabei und noch voller Idealismus und Tatendrang waren, sowie mit anderen, die kurz vor dem Ende ihrer Dienstzeit stehen, zumeist illusionslos und frustriert. Sie zeichneten alle Gespräche auf – Persönlichkeitsschutz und Anonymität gewährleistend – und werteten sie anschließend aus. Besonders die Diakonie und die Arbeiterwohlfahrt zeigten sich unserem Projekt gegenüber sehr aufgeschlossen. Dagegen mußte das Bundesamt für Zivildienst in Köln erst mit Druck aus Bonn dazu gebracht werden, uns die Türen zu den halbstaatlichen Zivildienstschulen zu öffnen. Dort trafen sie auf steife Prinzipienreiter, die ihre Kompetenzen bedroht sahen und am liebsten bei jedem Gespräch dabeigewesen wären, aber auch auf engagierte, hilfsbereite Dozenten, die um die Mißstände lange wissen und es für wichtig halten, daß alles getan wird, um die Öffentlichkeit darüber zu informieren.

Die Einzel- und Gruppengespräche mit den jungen Leuten, die derzeit hautnah die alltägliche Praxis in der Altenverwahrung erleben, bestätigten zum einen eindrucksvoll die Positionen der „Grauen Panther", brachten aber auch viele neue Impressionen und Sichtweisen. Leider geben nur die wenigsten davon zu Hoffnung und Zuversicht Anlaß. Insgesamt läßt sich sagen: Die Zustände auf den Pflegestationen sind zum Teil noch viel schlimmer, als wir „Grauen Panther" sie schon drastisch schildern. Die Offenheit und die menschliche Sicht der „Zivis" deckt – oftmals in geradezu „naiver" Unverdorbenheit – Mißstände auf, die nicht nur die „Profis" in den Heimen, sondern auch die „Grauen Panther" als „vergleichsweise nicht so schlimm" bezeichnen würden und erst durch die Darstellung der Zivildienstleistenden wieder richtig als das eingeordnet werden können, was sie tatsächlich sind: Menschenrechtsverletzungen schlimmster Art.

Neben den Bewohnern sind es gerade die Zivildienstleistenden, die in den Heimen am meisten zu leiden haben. Von „zusätzlicher Arbeit", die sie laut Zivildienstgesetz zu leisten haben, kann überhaupt keine Rede sein. Fast überall sind sie von der ersten Woche an als vollwertige Pflegekräfte eingeplant und verrichten bis zu ihrem Dienstende die gleichen Arbeiten wie die Vollzeit- Beschäftigten – zusätzlich jede Menge Überstunden, unbezahlte Nachtwachen, Sonn- und Feiertagsdienste und dies als Arbeitnehmer zweiter Klasse, für 8,50 DM pro Tag und durch das Zivildienstgesetz fast rechtlos gestellt. Einer beschrieb uns die Auseinandersetzung mit einem Heimleiter wegen einer Verspätung: „Er schrie mich mit hochrotem Kopf an: 'Du bist ein Nichts, ein Nichts – ein Zivi!'"

Aber die Art und Weise, warum und wie die Zivildienstleistenden ihre Arbeit auf den Pflegestationen aufgenommen haben, die menschliche Wärme, die aus vielen ihrer Berichte über Kontakte und Begegnungen mit den Bewohnern deutlich zum Ausdruck kam, lassen auch Hoffnung aufkommen. Hoffnung, daß es allen Gutwilligen in dieser bösen Maschine schon bald gelingt, viele positive Modelle zu verwirklichen, die beweisen, daß es anders geht. In den nächsten Jahren steigt der Anteil hochbetagter Menschen an der Gesamtbevölkerung erheblich. Die Zustände in den Altenheimen lassen sich daher immer weniger vertuschen, denn der Kreis der Betroffenen wird ständig größer.

Ich denke, daß gerade die vielen jungen Männer, die hier ihren Zivildienst ableisten, einen großen Teil auch nach Ablauf ihrer Dienstzeit dazu beitragen können, daß dieses große gesellschaftliche Problem auf der Tagesordnung bleibt und endlich für Abhilfe gesorgt wird. Für uns „Graue Panther" bleibt ein Auftrag an oberster Stelle:

Durch Aufbauen und Vorleben von Modellen wollen wir den Menschen immer wieder Mut machen, sich nicht mit den Zuständen einfach abzufinden.

Ich selbst lebe in einer Wohngemeinschaft. Im September 1984 wurde von uns ein leerstehendes Mehrzweckhaus des Wuppertal-Barmener Kirchenkreises gekauft. Hieraus entstand unser heutiges Graue Panther-Kulturhaus mit Wohngemeinschaft, in der derzeit 13 Personen leben. Die Gemeinschaft garantiert jedem Bewohner, daß er/sie bis zu seinem Tod im Haus wohnen bleiben kann. Eventuell notwendige Pflegedienste werden ins Haus bestellt. Intern beschäftigen wir keine bezahlten Kräfte, um alle Überschüsse für soziale Gemeinschaftszwecke verwenden zu können. Das heißt: Wir machen alles selbst, von der Verwaltung bis zu Haus- und Gartenarbeiten, kleine und mittlere Reparaturarbeiten, Küche, Einkauf, Kochen, Spülen, Putzen (Böden und Fenster), Waschen, Bügeln, Nähen, Verschönerungsarbeiten, Elektroarbeiten usw. Alle Gruppenarbeiten finden in Selbstverwaltung statt. Gymnastik-Tanz, Chor, Kabarett, Skat, Schach, Kegeln, Tennis, Schwimmen, Filmen, Wandern, Reisen, Handarbeiten, Töpfern, Malen usw. Ein Kranken- und Schutzzimmer ist im Kulturhaus vorhanden. Das Haus ist täglich für alle geöffnet, dreimal wird Gastfreundschaft gewährt, dann ist Mitgliedschaft Pflicht. Wir betreiben vom Grundsatz her nichts Heimähnliches, sondern selbstverwaltete, soziale Gemeinschaften mit familienähnlichem Charakter und Abruf-Hilfsdiensten für alle individuellen persönlichen Belange. Wir garantieren auch, daß jeder wieder ausziehen kann – auch sogenannte Pflegefälle – dabei müssen wir laut Satzung selbstverständlich behilflich sein. Unsere eigenen oder die von uns unterstützten Wohngemeinschaften sind keine Endstationen: Wir können nicht auf der einen Seite die Abschaffung der unpersönlichen Pflege- und Psychiatriebetten bis 1995 fordern und auf der anderen Seite ein unkontrolliertes privates Tun fördern. Deshalb lehnen wir auch die unkontrollierbaren sogenannten „Sozialstationen“ als „Zwangs“abrufstationen ab und fordern den Ausbau ambulanter Pflege- und Haushaltshilfsdienste in „freier Wahl“ mit „Verbraucherschutz“. Wir sehen die betroffenen Menschen als „Kunden“, als „Arbeitgeber“ und nicht als Almosen- oder Wohltätigkeitsempfänger. Unsere Mitglieder entscheiden grundsätzlich selbst über ihren Wohnaufenthalt und die abzurufenden Dienstleistungen. Diese Selbstbestimmung schützen wir – auch vor der sog. „Heimaufsicht“, die noch immer behördenwillkürlich die Wohnwünsche alter Menschen (ab 60 ist man/frau „alt“) mit Zwangsverlegungen „ahndet“.

Indem mit diesem Buch ganz junge Menschen sich zu Wort melden und sich für ganz alte einsetzen, soll dieses Buch nicht zuletzt auch einen Beitrag zur Verständigung der Generationen leisten. Es ist allen gewidmet, denen es nicht gleichgültig ist, wie in dieser Gesellschaft alte Menschen den letzten Rest ihres Lebens erfahren. Es ist der Versuch, zu Protest und Widerstand zu motivieren, ein Appell an alle Verantwortlichen, endlich Mut und Zivilcourage zu zeigen und die Mißstände schonungslos zuzugeben, damit sie politisch so schnell wie möglich geändert werden können.

Ich habe vor allem den vielen Zivis für ihre Mitarbeit und Gesprächsbereitschaft zu danken. Ebenso auch den Dozenten, Kursleitern, Profi-Pflegern usw., die entweder diese Gespräche überhaupt erst ermöglichten oder selbst viele wichtige Anregungen gaben.

Ulrich Homann

„Schicki-Mickies“ haben wir nicht getroffen

Vorbemerkung

Vor ziemlich genau vierzehn Jahren beendete ich meinen eigenen Zivildienst in einem Alten- und Pflegeheim in Essen. Die Erinnerungen an diese Zeit sind noch sehr lebendig, einiges Gute ist mir im Gedächtnis haften geblieben, sehr viel Schlechtes. Damals gab es noch keine „Grauen Panther“, das Thema „Alte“ hatte bei weitem nicht die Bedeutung wie heute, entsprechend lebten die Bewohner meines Heims hinter hohen Mauern aus Desinteresse, Verdrängen und Verschweigen. Als ich nach einigen Tagen begriffen hatte, was da ablief, traf mich diese Einsicht wie ein Hammer: Menschen auf Vier- und Sechsbett-Zimmern, aufbewahrt wie Vieh, keine einzige ausgebildete Pflegekraft, lediglich kurzfristig angelernte – Wochen zuvor als Putzfrauen eingestellt. Niemand machte den geringsten Versuch, den Bewohnern zu helfen, aus der eigenen Apathie herauszukommen, keine Angebote in der Freizeit, keine Ansprache, keine Zuwendung. „Satt, sauber, still“ hätte über der ungastlichen Alten-Herberge stehen können.

Hinzu kam, daß die Leute lange nicht hinfällig waren. Sie saßen auf den Gängen, sehnsüchtig wartend, daß sich mal einer „von draußen“ mit ihnen befaßte. Ich nutzte jede Gelegenheit, kam auch sonntags, machte „Überstunden“ – ohne sie überhaupt als solche zu empfinden – fuhr mit den

Leuten in die umliegenden Kneipen, hatte stets ein Fäßchen Bier im Keller aufgebaut, erzählte selbst, hörte zu, Stunden vergingen dabei. Mit Billigung des Heimleiters, einem freundlich-empfindsamen Menschen, der ebenso unter den Zuständen litt wie die Alten selbst. Ich glaube, zumindest einigen der alten Menschen in der kurzen Zeit etwas Freude vermittelt zu haben, wobei ich mindestens ebensoviel von ihnen selbst zurückbekam. Mit meinen 19 Jahren fühlte ich mich nach einigen Wochen wohl in dem Heim, ich hatte Freunde gefunden. Obwohl sich an den wohnlichen Zuständen, an der schlechten Betreuung, dem miesen Essen und der fehlenden Abwechslung nichts geändert hatte, machte es mir Spaß, dort zu arbeiten. Dann kam meine „Wende“. Die Zentrale hatte davon erfahren, daß an manchen Tagen im Keller des Heims reger Betrieb herrschte, genauer: Die Alten hatten sich zu Fuß oder im Rollstuhl um mein Bierfaß versammelt, außerdem die Mädchen aus der Küche sowie der Heimleiter samt Gattin. Man witterte lose Sitten im Altenheim, Denunzinationen, Verdächtigungen, Unterstellungen kamen hinzu, offensichtlich wurde schon länger Material gegen den Heimleiter gesammelt, der als „zu weich“ galt. Vier Monate nach meinem Dienstantritt bekam er die Kündigung. Als Grund war angegeben, seine Frau sei trunksüchtig. Da sie als Heimleiter-Ehepaar eingestellt worden seien, könne der Zustand nicht hingenommen werden. Es war auch schon alles abgeklärt, der neue Heimleiter, ein flinker Partei-Karrierist nebst ehrgeizig-hochnäsiger Ehefrau, inspizierte schon die Räume, plante für die eigene „repräsentative Wohnung“ einen Mauerdurchbruch, wodurch eine alte Frau ihr Zimmer verlor und auf die Pflegestation verlegt wurde. Die Alten waren todunglücklich, ich sammelte Unterschriften, stänkerte bei allen und jeder Gelegenheit, verweigerte jegliche Zusammenarbeit mit meinem „neuen Chef“, dessen erste Amtshandlung darin bestand, auf jeder Etage drei Hausordnungen an den Wänden zu befestigen. Es dauerte nicht lange, da wurde ich aus dem Heim abgezogen. Ich schätze, nur weil ich der gleichen Partei angehörte wie der örtliche Leiter des Wohlfahrtsverbandes, der das Heim unterhielt, bekam ich keinen saftigen Ärger mit dem Bundesamt für Zivildienst. Ich durfte eine Analyse über die Situation des Verbandes erstellen, man ließ mich bis zum Ende meiner Dienstzeit weitgehend in Ruhe, und ich verlor auch den Kontakt zu den Alten. Nach einem halben Jahr traute ich mich nicht mehr hin. Erstens, weil ich Angst hatte, daß viele gestorben waren. Zweitens, weil ich mich wie ein Verräter fühlte, der sich so lange nicht mehr hatte blicken lassen.

Etliche Jahre später kam ich beruflich mit Trude Unruh und den „Grauen Panthern“ in Berührung. Ich hatte meine Zivildienst-Erlebnisse noch gut im Kopf, die Erfahrung half mir, in der gemeinsamen Tätigkeit für und mit den Grauen Panthern schnell Fuß zu fassen, Redakteur der Verbandszeitung zu werden, schließlich auch Mitarbeiter von Trude Unruh im Bundestag.

In dieser Eigenschaft hatte ich nun – wie gesagt, vierzehn Jahre später – wieder mit Zivildienstleistenden zu tun. Um zu erfahren, wie sie heute ihren Dienst erleben, ob tatsächlich „keine Beanstandungen“ vorliegen, wie das Familienministerium anläßlich einer Anfrage von Trude Unruh behauptet hatte, fuhren Beate Kropp und ich kreuz und quer durch die Bundesrepublik, gewissermaßen auf der Suche nach „Zivis“ in freier Wildbahn.

Was auf uns zukommen sollte, davon vermittelte uns zuallererst ein Dozent einer Zivildienstschule nahe Freiburg ein düsteres Bild. Noch am Abend unserer Ankunft begann er damit, unsere Illusionen zu demontieren. Zivildienstleistende heute, das seien kühl rechnende, unpolitische und an ihrer Arbeit weitgehend desinteressierte Leute, die sich eben überlegt hatten, statt zum „Bund“ zu gehen, Zivildienst zu machen, möglichst am Wohnort. Daß sie Mißstände benennen, gar moralische Ansprüche an sich und andere stellen würden oder ihre eigene Tätigkeit und ihre Rolle im sozialen System politisch einzuordnen wüßten, sei nicht zu erwarten. Da saßen wir dann in der Dorfschenke und schauten uns ratlos an: „Das konnte ja heiter werden!“

Es kam alles anders. Bis auf verschwindend wenige Ausnahme hatten wir mehr als 400 sehr gute Gespräche mit Zivis, allesamt als Dementi geeignet für das Vorurteil von der unpolitischen, nur an Konsum und Freizeit orientierten Schicki-Micki-Jugend. Es mag sie ja geben, vielleicht auch unter den heutigen Zivildienstleistenden – wir haben keine getroffen.

Angesichts von 56.000 Zivis, die derzeit in der Pflege und Betreuung alter oder behinderter Menschen tätig sind, haben unserc Gespräche mit 400 von ihnen auf den ersten Blick nur einen geringen Aussagewert, zumal wir keinerlei statistische Regularien berücksichtigten. Allerdings fuhren wir von Süd bis Nord, sprachen mit solchen „Zivis“, die gerade ihren Dienst begonnen hatten, anderen, die mittendrin standen und besonders auch solchen, die ihn in den nächsten Wochen oder Monaten beenden würden. Alle arbeiteten in stationären Altenhilfeeinrichtungen auf den Pflegestationen bei allen möglichen Trägern. Die intensiven Gespräche und die überwiegend präzisen Schilderungen vermittelten ein ziemlich genaues Bild vom Alltag ’88 auf den Pflegestationen. Diese Berichte, wie gehabt, als „Einzelfälle“ abzutun, wäre zu einfach. Tatsächlich sind die Zivildienstleistenden innerhalb der „Maschine“ Pflegestation die geeignetsten Gesprächspartner, da sich wohl nur bei ihnen die Sensibilität Außenstehender und das interne Wissen von Insidern zugleich finden lassen. Alle anderen – ob Pflegepersonal, junge Praktikanten, Heimleitungen, Bewohner – fallen aus verschiedenen, nachvollziehbaren Gründen für eine solche Befragung, in der es um die Aufzeichnung der realistischen Zustände in den Heimen geht, leider aus.

Es war uns wichtig, so unvoreingenommen wie möglich die Interviews zu führen. Beate Kropp mag das leichter gefallen sein als mir. Aber auch ich bemühte mich darum, vom ersten Interview an besonders auch die positiven Aspekte der Arbeit darzustellen. Von Beginn unserer Arbeit an diesem Buch war uns nämlich klar, daß eine Verbesserung der Situation nur möglich ist, wenn man aufzuzeigen vermag, daß menschliches Miteinander auch auf einer Pflegestation, auch inmitten nicht mehr änderbarem existentiellen Elend praktiziert werden kann. Dies ist die erste Voraussetzung, um angesichts der tagtäglichen Konfrontation mit Verzweiflung, Leiden und Sterben den eigenen Mut und die Hoffnung nicht zu verlieren.

Allen unseren Gesprächspartnern erklärten wir, bevor wir das Tonband einschalteten, daß es uns nicht darum gehen sollte, für ein Horror-Szenario Material zu sammeln. Wenn die folgenden Berichte der Zivis sich für manchen Leser trotzdem so ausmachen, ist dies weniger konzeptionell beabsichtigt als unvermeidlich.

Nur ein verschwindend kleiner Teil des uns vorliegenden Materials konnte für das Buch Verwendung finden. Manche Zivis werden enttäuscht sein, weil sie sich nicht wiederfinden. Trotzdem ist jedes Gespräch, wenn auch indirekt, in das Buch eingeflossen. Wir haben die folgenden Interviews mit Bedacht ausgewählt, weil sie für viele ähnliche stehen. Abgesehen von konkreten Einzelfällen, stehen besonders die Alltagsschilderungen für Hunderte andere Berichte.

Wir haben bewußt auf einen Fragenkatalog verzichtet, um die Gespräche so wenig wie möglich einzuengen. Dadurch wurden wir im wesentlichen zu Zuhörern, die sich eigentlich darauf beschränkten, einige Stichworte zu nennen.

Natürlich gibt es nicht „den“ Zivildienstleistenden auf der Altenpflegestation, wie es auch keinen Sinn macht, „das“ Altenpflegeheim skizzieren zu wollen. Dennoch läßt sich die Situation mit drei wesentlichen Punkten kennzeichnen: drükkender Personalmangel, die Veränderung der Bewohnerstruktur hin zu immer mehr Pflegebedürftigen (wodurch der derzeitige Pflegeschlüssel endgültig zur Makulatur wird), sowie drittens die Gewißheit, daß ohne Zivildienstleistende in vielen der 7.000 Pflegeheime die Lichter ausgingen.

Wenn wir aus all den Gesprächen ein Resümee ziehen sollen, das den folgenden authentischen Berichten der Zivis nicht vorgreift, dann ließe sich das wie folgt formulieren: Die meisten Zivis haben sich den Job „auf der Pflege“ freiwillig ausgesucht, viele wollen direkt den Kontakt zur älteren Generation; einige wenige sehen den Dienst auch schon als Vorbereitung für den späteren Beruf. Nahezu alle haben ganz pragmatisch ihre Dienststelle am Heimatort gesucht und größtenteils auch gefunden. Mit der Möglichkeit des „Heimschlafens“ ist aber auch gleichzeitig der einzige Vorteil der Zivis im Vergleich zu den Bundeswehr-Rekruten genannt. Nach Aussage des Bundesamtes für den Zivildienst kommt derzeit gut die Hälfte der Zivis in den „Genuß“ eines vierwöchigen Einführungs-Lehrgangs. Die andere Hälfte wird ohne jede Vorbereitung in das „kalte Wasser“ der Pflegestation geworfen. Diejenigen, die an dem Lehrgang teilgenommen haben, hatten sich durchweg mehr davon versprochen. Ihr Tenor: Wer auf der „Pflege“ klarkommen will, muß sich selbst helfen können, sonst ist er aufgeschmissen. In der Tat ging bei keinem der Befragten eine Einführung auf der Station über eine Woche hinaus. Größtenteils waren sie nach zwei oder drei Tagen bereits fest auf dem Dienstplan vorgesehen, verrichteten nach zwei Wochen den gleichen

Dienst wie das übrige Pflegepersonal, abgesehen vielleicht vom Verabreichen von Spritzen, wobei auch das häufig genug zu den Routine-Arbeiten der Zivis gehört.

Überall führt der Personalmangel zu geradezu grotesken Engpässen auf den Stationen, die auch nur noch zum Teil durch Mehrarbeit und Rationalisierung ausgeglichen werden können. Dieser Zustand führt dazu, daß der Zivi eigentlich vom ersten Tag an mit den sogenannten „Sachzwängen" konfrontiert wird: Ihm wird gesagt, eigentlich müssen wir das so und so machen, aber wir haben keine Zeit, deshalb handeln wir anders als wir selber möchten. So bekommt der Zivi mit, daß bereits die Nachtwache beginnt, die Leute zu wecken – teilweise um vier Uhr morgens. Selbst wenn er zunächst denkt, das könne doch wohl nicht wahr sein, lassen viele sich aber schnell überzeugen, daß es anders „eben nicht zu schaffen ist". So verhält es sich mit den Frühstücks- und sonstigen Essenszeiten, dem Anziehen, dem Waschen und Baden, mit jeder Handlung in der alltäglichen Betreuung – keine Zeit für ein zumindest menschenwürdiges Umgehen mit den Alten. Abfertigen, „Satt, sauber, still" ist angesagt und der Zivi neigt zunächst zur Revolte, läßt sich aber – fast möchte ich sagen: überwiegend – schnell von den Sachzwängen überzeugen, findet sich mit ihnen ab.

„Personalmangel" und „Sachzwänge" bestimmen auch das Verhältnis zwischen Zivis und den Profis auf den Stationen. Die meisten Pfleger/innen erwarten angesichts der eigenen Überlastung, daß der Zivi möglichst schnell ein vollwertiges Mitglied der kleinen Crew wird, belastbar und „pflegeleicht" ist. Entsprechen die Zivis diesen Erwartungen, werden sie anerkannt als „brauchbare" Kollegen, sind sie auch über die „Toleranzzone" der Anfangsphase zu langsam, zu sehr um Kontakte mit den Alten bemüht, wird ihnen das als Faulheit ausgelegt.

Nur die starken, konfliktfähigen Zivis schaffen es, sich eine Mittelposition aufzubauen, also sowohl den Arbeitsanforderungen als auch den eigenen Ansprüchen gerecht zu werden; denn die meisten haben schon die Erwartung, in diesem Dienst hauptsächlich zu den alten Leuten menschliche Beziehungen herstellen, das haarsträubende Defizit von psycho-sozialer Betreuung etwas verkleinern zu können. Sie haben die Vorgabe des Zivildienstgesetzes, daß der „Zivi" zusätzliche Arbeit zu verrichten habe, zu wörtlich genommen. Ein fataler Irrtum, der schon nach kurzer Zeit zu Enttäuschung und Frust führt oder, will man trotzig beiden Ansprüchen gerecht werden, zu einer physischen und psychischen Überbelastung.

Neben der täglichen Knochenarbeit auf der Station ist die psychische Belastung ein besonderes Kennzeichen der Situation der befragten Zivis. Die meisten hatten bisher zu Krankheit, Siechtum, Tod keine Berührung, nun gehört diese schwarze Randzone menschlicher Existenz zum Alltag. Menschen, die sie gerade kennengelernt und bis in intimste Bereiche gepflegt haben, sterben oder müssen vor ihrem Tod schwerste körperliche Leiden ertragen. Die Zivis haben keine Möglichkeit, mit diesen so aufwühlenden Ereignissen fertigzuwerden. Der Freundeskreis außerhalb des Heims will damit nur ungern belastet werden, die Profi-Kollegen sind zumeist abgestumpft, eine psychologische Begleitung der Zivis findet nicht statt: Eine der größten Skandale überhaupt in diesem System der Ausnutzung und Verwertung jugendlichen Sozial-Engagements. Viele der Dozenten, mit denen wir über ihre Erfahrungen mit den Jungs gesprochen haben, meinten, daß viele bleibende Schäden erleiden würden, die erst Jahre später zum Ausbruch kämen. Gerade diejenigen, die selbst sehr labil wären, würden sich mit scheinbarem Bedacht die härtesten Arbeiten aussuchen und seien selbst irgendwann reif für die Psychiatrie.

Der Kontakt zu den Bewohnern ist von Beginn herzlich, Reserviertheiten bleiben die Ausnahme. Die Alten wissen, was sie an ihren Zivis haben, und die sehen es durchweg als ihre größten Erfolgserlebnisse an, wenn sie zu einzelnen Bewohnern persönliche Beziehungen aufbauen können. Aus diesen persönlichen Beziehungen ist auch zu erklären, daß viele Überstunden, Sonn- und Feiertagsarbeit leisten, weil sie nicht wollen, daß die Alten durch den Personalmangel noch größeren Schaden erleiden. „Was kann Omi Meier dafür, daß ich ausgebeutet werde" – eine Einstellung, mit der die Betreiber der Heime zynisch kalkulieren: Die Zivis werden schon über den geforderten Dienst hinaus tätig werden und – wie die Feuerwehr, wenn es brennt – nicht auf die Uhr sehen und in die Freizeit verschwinden. Eine solche Haltung bescheinigen die Zivis – bei ansonsten oft herber Kritik – auch dem Pflegepersonal. Es läßt sich die Behauptung wagen, daß die Aufrechterhaltung der letzten Reste von Pflege auf den Stationen nur noch durch den teilweise übermenschlichen Einsatz des Personals möglich ist.

Hart – aber sicher wohl berechtigt – ist die Kritik an den Heimleitungen. Vor allem der Sparwahn bringt die Zivis auf die Palme. Hinzu kommt, daß nicht wenige Probleme mit dem eigenen Status haben, der sie – obwohl sie haargenau gleiche Arbeit wie die anderen Kollegen machen – zu Arbeitnehmern zweiter Klasse werden läßt. Hierauf wird an anderer Stelle dieses Buches ausführlicher eingegangen. Ungeheuerlich auch die Schilderungen über Begegnungen mit den militärisch vorgebildeten Regionalbetreuern des Bundesamtes für Zivildienst, die immer mal wieder ihre Existenzberechtigung damit beweisen wollen, daß sie bei den Zivis gelegentlich Stuben- oder Kleiderappelle durchführen. Manche mögen die Anmaßung dieser Kleingeister als witzig empfinden, für die Zivis sind sie nicht selten – vor allem bei Disputen mit der eigenen Dienststelle – eine zusätzliche Belastung.

Ein besonderes Kapitel ist die Beziehung der Zivis zu den „Angehörigen" der Bewohner. Kaum einer, der über das Verhalten der Kinder und Enkel, Freunde und Bekannten von Bewohnern sich nicht mißfallend äußerte. Die wenigsten bekommen Besuch, viele haben überhaupt keinen Kontakt zur Außenwelt. Manche Angehörige meinen ihre Verbundenheit dadurch vermitteln zu müssen, daß sie bei ihrem jährlichen Besuch „ein ernstes Wort" mit dem Pflegepersonal sprechen: „so geht das ja nicht, wie Vati aussieht". Da geht bei den Zivis die Klappe runter, vor allem dann, wenn nach dem Ableben die „lieben" Verwandten sich um die kleine Habe „prügeln".

Bezeichnend, daß sehr viele unserer Gesprächspartner bei allen Vorschlägen zur praktischen und politischen Verbesserung betonten, daß ohne eine Mithilfe der Verwandten wohl kaum eine wirkliche menschliche Betreuung gewährleistet werden kann. Einer schloß das Interview mit dem Appell, daß die Menschen „draußen" die in den Heimen nicht vergessen sollten. Wenn nicht Liebe und Zuneigung oder zumindest Verantwortungsgefühl sie zu einem Besuch bewegt, so sollten sie vielleicht daran denken, daß man schneller auf einem Pflegebett liegen kann, als einem lieb ist.

*»Es ist so entwürdigend,
wenn eine alte Frau,
für die man sich mal fünf
Minuten Zeit zum Reden
genommen hat, einem dafür vor
Dankbarkeit die Hände küßt.«*

Warum ausgerechnet Dienst auf einer Pflegestation?

Ich hab es mir selber ausgesucht. Ich wollte den Kontakt zur älteren Generation. Ob ich das aber durchstehe, weiß ich nicht.

Ich nehme den Zivildienst ernst. Deshalb habe ich mir die Pflegestation ausgesucht und nicht irgendeinen Hausmeister-Job. Ich möchte Lebenserfahrung sammeln.

Mich hat die ISB deshalb interessiert, weil da noch viele Leute fehlen und weil der Job insgesamt sehr unbeliebt ist. Außerdem glaube ich, daß ich meine Persönlichkeit besser einsetzen kann, wenn ich mich in den zwei Jahren auf einen Menschen konzentriere.

Ich kann das alles nur aushalten, wenn ich der Arbeit immer wieder einen Sinn gebe, wenn ich mich auf die Menschen, die ich zu betreuen habe, einlasse. Wenn ich ständig nur einen Dämpfer von den Kollegen bekommen würde – "Laß das doch, das hat doch keinen Zweck, bei der ist der Zug lange abgefahren" – dann würde ich aufhören.

Sicher hätte ich es einfacher haben können – im Umweltschutz, als Hausmeister oder so – aber auf den Stationen da fühlst Du sofort die Menschen und siehst unmittelbar, daß sie Hilfe brauchen. Und mir geht es dann so, daß ich sofort Zugang zu ihnen habe. Aber ich weiß auch nicht, ob ich nach sechs Monaten noch die Kraft habe.

Nach Feierabend gehe ich nach Hause und versuche, über das über den Tag erlebte nicht weiter nachzudenken. Man braucht den Abstand, sonst geht man kaputt.

Ich habe einen Großvater. An ihm sieht man, wie sehr man im Alter vereinsamt. Es ist überhaupt kein Kontakt zwischen Jugendlichen und Alten da. Ich wollte mal schauen, wie ich das lindern kann.

Es ist die Altersgruppe, die vernachlässigt wird, sehr klar vernachlässigt wird. In gewisser Weise habe ich selber Angst, auch im Alter auf verlorenem Posten zu stehen und will mir halt deshalb jetzt schon eine Basis schaffen.

Ich bin bewußt in ein Altenpflegeheim gegangen, weil ich im Zivildienst schwere Arbeit machen wollte um meine Belastbarkeit zu testen. Kein Hausmeister-Job oder Rollende Küche fahren usw.

Zunächst habe ich das schon nur als reine Pflichtübung begriffen. Man muß es halt machen. Aber je länger ich dabei bin, gewinne ich der Sache eine positive Seite ab. Ich lerne, mit Menschen umzugehen. Und ich begreife, daß das Leben nicht nur aus guten Seiten besteht.

Ich wollte schon eine richtige Arbeit machen, wo alle anerkennen, daß es ein schwerer und sinnvoller Job ist. Besonders meine Eltern, die mich lange als Drückeberger gesehen haben, weil ich nicht zum Bund gegangen bin. Obwohl ich mit dieser Einstellung den Dienst angetreten habe, war ich doch sehr entsetzt und persönlich betroffen über das menschliche Elend, dem ich begegnet bin.

Ich wollte mal 'was Sinnvolles tun, eine reelle Tätigkeit ausüben. Mir war es eigentlich auch willkommen, daß ich mal 20 Monate Denkpause drin hatte, mal aus dieser Traumwelt Schule, dieser Scheinwelt rauszukommen, um mal was Vernünftiges zu tun.

Das Gefühl, das ich die ganze erste Woche hatte, war das, mit Dingen konfrontiert zu werden, denen man eigentlich nicht gewachsen ist. Es muß jetzt nicht unbedingt daran liegen, daß ich so schlecht eingewiesen worden bin. Es ist wohl die Erfahrung, daß man mit lebendem Organismus umgeht, daß man den Leuten auch weh tun kann, daß das nicht eine Arbeit ist, die man einfach so verrichten kann. Und diese Arbeit muß dann oft sehr schnell gehen. Ich hatte mir zwar schon gewisse Vorstellungen davon gemacht, wie es in einem Altersheim zugeht, trotzdem hatte ich nach dem ersten Tag den Eindruck, mich schwer überschätzt zu haben. Für mich war das tief schockierend, so einen Tagesablauf mitzukriegen und zu sehen, wie die Leute da wirklich vor sich hin vegetieren. Man kann es nicht anders ausdrücken.

Ich bin mit der Erwartung ins Altenheim gegangen, alte Leute geistig und körperlich wieder mobilisieren zu können. Mit ihnen Spiele zu machen, zu basteln, ihnen was vorzulesen. Ich habe in meinen ersten Tagen schon die Erfahrung machen müssen, daß alte Leute in Altenheimen schon derartig zu sind für äußere Einflüsse, dermaßen heruntergekommen, daß sie sowas überhaupt nicht annehmen können. Heruntergekommen durch Vereinsamung zuhause und im Altenheim. Das hat bei mir eine unheimliche Frustration ausgelöst. Du kannst nicht da hingehen und den Leuten helfen, daß es ihnen schlagartig oder über einen längeren Zeitraum besser geht.

„Auf der Reeperbahn nachts um halb eins . . .“

Bei uns gibt es in der Frühschicht ein völlig schwachsinniges Frühstücksritual. Es ist total bekloppt. Unsere Heimleiterin meint, daß um halb neun das gesamte Personal zum Frühstück mit ihr sitzen muß. Punkt halb neun. Ich betreue eine 94jährige Omi, die hat so ziemlich alles: ist bettlägerig, taub, blind, geistesverwirrt, hat einen Dekubitus. Ich füttere sie und guck auf die Uhr dabei. Ist es halb neun, muß ich sie ins Bett zurückschmeißen, den Löffel quasi stecken, alles stehen und liegen lassen und zu diesem blödsinnigen Frühstück rennen, wo die Heimleiterin uns dann erzählt wie toll ihr Sohn ist oder so. Das geht mir völlig gegen den Strich, gerade bei dieser Omi. Denn manchmal merkt sie noch was. Die kommt aus Hamburg. Ich fragte sie mal: „Sophie, du kommst doch auch aus Hamburg, nicht?“ – „Ja.“ antwortete sie. – “Warst du schon mal auf der Reeperbahn?“ – „Ja.“ „Ist es schön auf der Reeperbahn?“ – “Das weißt du doch ganz genau!“ – Und dann singt sie denn auch: „Auf der Reeperbahn nachts um. . .“

Ich freue mich darüber, daß ich mal was aus ihr rausgekriegt habe. Und sie tastet dann nach meiner Hand und sucht meine Nähe. Und sowas wird dann brutal unterbrochen durch dieses blödsinnige Frühstücksritual. Wenn man aber da nicht hingeht, kommt die große Hetzkampagne.

Die anderen vom Personal sind z.T. schon seit 30 Jahren da, die sind alle ein bißchen anders drauf als ich. Die beschäftigen sich nicht so lang mit den Leuten und freuen sich einfach auch nicht so über eine „Reeperbahngeschichte“. Die schaffen es, sie in zehn Minuten zu füttern und kriegen das dann zeitlich auf die Reihe. Bei uns besteht eigentlich der ganze Tagesablauf aus unverständlichen Sachzwängen, die man fast alle auf zwei Hauptursachen zurückführen kann: Personalmangel und Unmotiviertheit, aber vor allen Dingen der Personalmangel. Ich arbeite also als Elektriker, als Gärtner, als Pfleger, als Hausmeister, muß Material holen, putzen.

Eiskalten Brei in fünf Minuten hineinschaufeln

Ich denke, daß eine Pflegestation nur funktioniert mit einer bestimmten Ordnung, mit einem bestimmten Tagesablauf. Aber ich fürchte, es ist leider so, daß sich der Tagesablauf verselbständigt. Statt daß der Ablauf für die Menschen da ist, werden die Menschen Opfer dieses Ablaufs. Daß die in aller Herrgottsfrühe aus dem Bett geholt werden und quasi am Nachmittag wieder hineingesteckt werden, ist einfach menschenunwürdig.

Ich habe mal versucht, mich in die Situation eines Pflegefalls hineinzuversetzen: Also ich liege da jetzt. Vielleicht um acht Uhr morgens, bin relativ roh gewaschen worden und halbwegs wach und da stürmt auf einmal irgendeine Pflegekraft rein. Der ganze Bauch tut weh, weil ich natürlich Hunger hab. Die letzte Mahlzeit, die liegt jetzt schon ca. 14 Stunden zurück. Kommt reingestürmt schaufelt mir so in fünf Minuten einen eiskalten Brei hinein, verschwindet wieder. Bis zum Mittagessen sehe ich keinen mehr. Vielleicht den Bettnachbarn. Mehr passiert einfach nicht. Betreuung oder Zuwendung findet nicht statt. Gepflegt wird man vielleicht 20 Minuten am Tag. Sonst sitzt man nur unbeschäftigt rum, liegt oder guckt aus dem Fenster. Das Blöde ist, daß der Mangel an Zeit beim Personal noch schwerere Folgen hat. In der Zeit, in der ich hier auf dem Lehrgang bin, sind auf der Station, auf der ich arbeite, zwei Leute gestorben. Wegen so Nichtigkeiten. Die eine, weil eine Thrombose wohl nicht richtig erkannt worden ist, und sie deshalb eine Embolie gekriegt hat. Die eine hatte eine Erkältung und konnte sich wohl den Schleim nicht so richtig von der Lunge husten. Das hat sich so angesammelt, daß sie daran erstickt ist. Also im Grunde ein völliger unnötiger Tod.

Ärztliche und menschliche Betreuung

Soweit ich das mitgekriegt habe, ist einmal in der Woche ein Arzt da. Das übrige Personal hat sich schon darüber aufgeregt, daß er nur mal kurz in die Zimmer reingeht, guckt, den Patienten fragt, wie er sich fühlt, nur um seine Existenz zu legitimieren, kurz ein paar Pillen verschreibt, sich offensichtlich sehr beeilt, jeden Bewohner höchstens fünf Minuten in der Woche sieht und die Schwester, die die Leute ja nun ständig sieht, darf ihm da nicht reinreden. Sie hat dann auch schon oft entgegen seinen Anordnungen gehandelt. Es ist tatsächlich so, daß sich die Ärzte eine ganze Menge einbilden und auch herausnehmen.

Auf unserer Station gibt es eine Frau, die über einen längeren Zeitraum nichts essen wollte. Die Schwestern baten den Arzt, ihr irgendwelche appetitanregenden Mittel zu verschreiben. Der Arzt antwortete nur, daß diese Frau halt alt sei und sterben wolle und er nichts verschreiben werde.

Erschreckend finde ich auch, daß es dem Personal eigentlich nicht so bewußt ist, daß der persönliche Kontakt zu den alten Leuten fehlt. Sie bemühen sich zwar und würden sagen, wenn man sie darauf ansprechen würde: Wieso, wir haben doch einen guten Kontakt zu den Leuten, wir reden mit ihnen. Aber gerade dadurch, daß sie sie lange kennen und es eben alles Routinearbeit ist, stumpfen sie total ab. Sie meinen, daß sie guten Kontakt haben und ihren Pflichten nachkommen. Im Grunde genommen merken sie es halt doch nicht. Da passiert nicht mehr viel, das sind nur noch Floskeln. – Na, haben Sie gut geschlafen, geht es Ihnen gut? – Aber mal richtig auf sie eingehen oder ihnen mal zuhören, läuft nicht.

Ich möchte nicht in so einem Altenheim leben, wie die Leute, die ich jetzt zu pflegen habe. Das finde ich erschrekkend. Die Leute haben nichts von ihrem Leben. Sie werden gefüttert und gepflegt und vegetieren vor sich hin. Ich habe Angst davor, daß es mir einmal genauso ergehen könnte.

Kalt den Rücken runtergelaufen

Man entwickelt zwangsläufig Machtgefühle. Denn praktisch kann man ja machen mit den Alten, was man will. Eine Begebenheit hat mir da aber sehr zu denken gegeben. Ich hatte mal eine alte Dame, geistig verwirrt, sehr gebrechlich, die nicht mehr gehen konnte. Die habe ich dann in einen Rollwagen gesetzt und wollte sie zur Toilette bringen. War auch gehörig in Eile, setze sie mit Schwung in den Rollstuhl, so richtig eins-zwei-drei, sie plumpste da recht unsanft rein. Da guckte sie mich groß an und sagte: Sie behandeln ja einen Menschen wie ein Tier... Das war total hart für mich. Ich kannte die Frau eigentlich nur als geistig verwirrt. Und dann kommt sie mit so einem klaren Spruch, der die Situation treffend beschrieben hat. Da ist es mir wirklich kalt den Rücken runtergelaufen. Das hat mich für meine weitere Arbeit sehr geprägt. Ich bin jetzt sehr verunsichert darüber, ob die Leute wirklich geistig verwirrt sind, oder ob ihnen einfach nur Anregung fehlt, und sie deshalb verkümmert sind.

Ich hatte es am Anfang vom psychischen Druck her ziemlich schwer. Mich hat das, was ich da gesehen hab, ziemlich fertiggemacht. So hab ich mir das überhaupt nicht vorgestellt. Routine ist das bei mir immer noch nicht. Selbst nach drei Monaten nicht. Die Konfrontation mit geistig Verwirrten macht mich auch jetzt noch unheimlich fertig. Es macht mich fertig, wie verwirrt alte Leute sein können: daß ich an einem Tag mit ihnen wie mit normalen Menschen sprechen konnte, und am nächsten Tag waren sie geistig völlig daneben, wie kleine Kinder teilweise.

Was mich zu Beginn sehr belastete, war die Betreuung von Leuten, die noch einkaufen gehen wollten, die raus wollten und die man dann bremsen mußte. Was ich auch sehr schlimm fand und noch finde, ist die Tatsache, daß man Leute zusammensteckt, die vom geistigen Zustand her gar nichts miteinander anfangen können. Da setzt man im Tagesraum oder beim Essen die geistig Regen neben völlig Verwirrte. Wenn ich mir so vorstelle – beim Essen immer neben jemanden zu sitzen, mit dem ich kein Wort reden kann! Vor allen Dingen dann, wenn es alte Leute sind, die noch so rüstig sind, daß sie eigentlich noch zuhause wohnen können.

Beruhigungsmittel gegen Verliebtsein

In unserer Familie herrscht die Einstellung, daß jeder Mensch und vor allen Dingen ein alter, eine unantastbare Würde besitzt, die man respektieren muß. Im Heim dagegen werden alle Menschen, ohne Rücksicht auf ihre Individualität und Persönlichkeit, nach dem gleichen Schema F behandelt. Die einzige Würde, die man einem alten Menschen dort noch zugesteht, ist, nicht „Opa" oder „Oma" zu ihm zu sagen. Genau das aber war ich von zuhause gewohnt und kriegte deshalb zu Anfang ordentlich einen übergebraten. Schlimm ist auch die Grausamkeit der alten Menschen untereinander. Dann gibts oft Tränen. Dann sehen sie dich, kommen auf dich zu, wollen, daß du sie in den Arm nimmst. Das ist so eine selbstgelehrte Ebene, mit solchen Leuten umzugehen und ist völlig unbefriedigend, weil ich keine Lösung anbieten kann. Ich steh da und muß vor allen Dingen darauf achten, daß der Stationsfrieden gewahrt bleibt. Bloß Ruhe und Frieden sollen herrschen, aber die grundlegenden Probleme werden nicht gelöst.

Schlimm ist es auch für mich, so eine Ohnmacht zu verspüren, wenn ich miterleben muß, wie natürliche Triebe und Gewohnheiten der Menschen dort unterdrückt werden.

Ich hab dafür ein sehr anschauliches Beispiel. Wir haben jemanden, der ist noch recht jung, ist mit seiner Ehefrau ins Altersheim gekommen. Die Ehefrau war sehr krank und ist inzwischen gestorben. Der Herr ist erst siebzig Jahre alt, hat einen leichten Schlaganfall, kann sich aber noch gut bewegen. Er hat sich in eine Krankenschwester verliebt. Soll ja vorkommen. Ich meine, warum soll der sich nicht nochmal verlieben? Bloß, da ist auf dermaßen unnatürliche Weise diesem Mann begegnet worden... Dieser Mann hat schon mehrere Selbstmordversuche in seinem Leben unternommen. Deshalb wohl hat man erst gar nicht vermittelt oder gezeigt, daß diese Schwester bereits verheiratet ist. Man hatte Angst, ihn vor diese Enttäuschung zu stellen, obwohl ich glaube, daß er es verstanden hätte. Mit ihm kann man sich völlig normal unterhalten. Was haben die Arzte ausgebrütet? Sie haben ihn unter Beruhigungsmittel gesetzt. Er ist jetzt völlig apathisch. Das ist für mich total unverständlich. Dann sitz‘ ich zuhause und denk' mir, wie es wäre, wenn ich mich verliebe und mich setzt man unter Beruhigungsmittel ...

Mach' mal eine Blasenspülung ...

In dem Heim, wo ich arbeite, gibt es zum größten Teil Zwei- und Dreibettzimmer. Wie die sich vor allen Dingen in den Dreibettzimmern oft bekämpfen, ist wirklich erschreckend. Manche Leute in diesen Zimmern sind sehr aggressiv. Würden sie in einem Einbettzimmer wohnen, wären sie freundlich und nett. Nur weil sie sich gegenseitig so aufreiben, entstehen diese Aggressionen. Schlimm ist auch, daß bis acht Uhr alle Leute gewaschen und angezogen dasitzen müssen. Bei uns auf der Station ist das auch schon zur Sprache gekommen und da wird gesagt, daß das irrsinnig sei. Aber das wird praktisch immer noch weiter gemacht. Daß man an diesen unsinningen Mechanismen noch festhält, hat auch oft Konkurrenzgründe, Konkurrenz unter den einzelnen Stationen. Dann heißt es: Guck dir mal diese Lahmärsche an, die kriegen die Leute nicht aus dem Bett heraus. Was macht Ihr eigentlich den ganzen Tag? Und so entsteht dieser morgendliche Streß, auch gerade für mich, fünf Leute in einer Stunde anzuziehen, und dann ausgerechnet noch Männer, die ich auch noch rasieren muß.

Der oberperverseste Fall bei mir war, daß mir eine Schwester bei einem noch recht rüstigen Menschen zeigte, wie man einen Katheder und alles da unten wäscht. Also mir war es peinlich, derjenige fand es peinlich und der Schwester war es auch peinlich. Deshalb ging das Ganze denn auch husch-husch und lief schließlich darauf hinaus, daß mir die Schwester sagte, sieh zu, wie du das selber hinkriegst. Wenn der Bewohner sich beschwert, wirst du schon merken, was du falsch gemacht hast.

Oder mir wurde gesagt: „Hier, mach' mal eine Blasenspülung." Ich fragte: „Was bitte? – Wie denn ?" – „Ja, ich kann dir auch nicht sagen, wie das läuft, weil das normalerweise immer der Pfleger macht. Wir wissen nicht, wie groß dessen Blase ist. Probier mal, wenn er schreit, ist es zu spät." Ich habe geantwortet: „Nee, das mache ich nicht. Machen Sie das man selber. Am Ende verletze ich den noch. Ich kenne mich mit sowas überhaupt nicht aus." „Das ist doch scheißegal."

Hauptsache, man kann nicht zurückverfolgen, welche Ursachen bestimmte Beschwerden haben.

Über Tod wird nicht geredet

Leicht zu verarbeiten sind für mich die Tode, die anonym passieren. Wenn die Leute ins Krankenhaus kommen und da sterben. Die sind dann irgendwie weg. Anders bei einem Fall auf unserer Station, mit dem ich zuvor ganz normal geklönt habe. Ich komme bei ihm dann noch mal rein, frage, na, wie gehts so, streichel ihm über die Glatze, erzähle ihm, daß es heute ein Frühstücksei gäbe. Ich wundere mich, daß er überhaupt nicht reagiert, fasse ihn an, er fühlt sich warm an, fühle nach seinem Puls, fühle aber keinen. Auf die Idee, nach der Atmung zu gucken, bin ich natürlich nicht gekommen. Schließlich habe ich die Schwester geholt. Die war kaum im Zimmer, da sagte sie schon, der sei tot. Das war schon ganz schön drastisch. Ich kann im Augenblick noch gar nichts dazu sagen, weil ich einfach nicht in der Lage bin, sowas zu verarbeiten. Ich verdräng's im Augenblick am besten.

Pervers finde ich, wie dann mit den Toten umgegangen wird: wie mit einer Sache. Derjenige wird dann ins Badezimmer geschoben, der Katheder abgeklemmt, das Gebiß reingemacht, der Mund zugebunden, ein vordergründiges Vaterunser gesprochen und dann ist der Fall erledigt. Dann wird er in den Aufbewahrungsraum geschoben, der Arzt kommt, stellt den Tod fest.

Merkwürdigerweise wird bei uns über Tod nicht geredet. Ist irgendwie tabu. Man versucht auch, daß Wort zu umgehen. Einmal stand eine Trage rum, weil jemand ins Krankenhaus gebracht worden ist. Da kam dann nicht die Frage, ob jemand gestorben ist, sondern ob jemand „weg wäre". Es wird nicht offen ausgesprochen.

Ich finde es allgemein eine Sauerei, als Zivi überhaupt in so eine Situation zu kommen. Als ich mir die Stelle ausgesucht habe, wußte ich, daß das Gewerbe mit Tod handelt. Ich mußte mir selbst Gedanken darüber machen, wie ich im konkreten Fall damit umgehen würde. Mir ist keine Hilfestellung gegeben worden. Er wird dir höchstens dabei geholfen, es zu verdrängen. Das finde ich nicht gut. Ich wünschte mir schon, daß den Zivildienstleistenden in dieser Beziehung mehr geholfen wird, daß Lehrgänge gemacht werden.

Betreuung ist keine richtige Arbeit

Bei uns ist die Situation deshalb ungünstig, weil es sich um ein angebliches „Modell“heim handelt. Das Modellhafte ist, daß Schwerstpflegefälle und weniger Pflegebedürftige zusammenleben. Das Problem ist, daß mit der Zeit nahezu alle Schwerstpflegefälle geworden sind, aber das Personal wird nicht mit dem Abbau der Leute aufgestockt. Deshalb ist es bei uns sehr hektisch geworden.

Daß jetzt fast alle schwerstpflegebedürftig sind, hat mit Sicherheit etwas damit zu tun, wie die Leute da behandelt werden. Ich bin sowieso der Meinung, und das hat mich sehr schockiert, daß dort lieblos mit den Menschen umgegangen wird, wie die angesprochen und angeguckt werden. Das sind oft solche „Winzigkeiten“, die die Leute spüren lassen, daß sie eigentlich nur noch ein unerwünschter Ballast sind. Wenn die Tag für Tag erleben, mit welcher Kälte und Distanz man ihnen begegnet, muß vor allen Dingen die Psyche leiden.

Ich bin überfordert mit der Einsicht, daß emotional sehr viel verlangt wird. Ich komme also in den Aufenthaltsraum rein und da sitzen 15 bis 20 Leute rum, großes Schweigen, sitzen da wie die Hühner auf der Stange und die wissen: Er wird was machen mit einigen. Ich bin also derjenige, der auswählen muß: Dem tue ich was Gutes. Das ist ein ziemliches blödes Gefühl, weil ich meine, daß ich einigen was Gutes tue, aber dafür muß ich alle anderen verletzen.

Dann ist oft vom Pflegepersonal der Vorbehalt da, daß Betreuung eigentlich keine richtige Arbeit ist. Man sitze nur rum, quatsche ein bißchen und mache eigentlich nichts.

Profit mit den Zivis

Was ich schlimm finde ist, daß das Rote Kreuz den Bewohnern meine Arbeit so berechnet wie die einer Vollzeit-Schwester: die Stunde 24,80 Mark. Spazierengehen, zum Essen führen, Tabletten bringen. Ich finde es übel, daß die mit mir auch noch Geld machen. Die sollten sich mit meiner kostenlosen Arbeitskraft begnügen. Ich bin ja bereit, auch Überstunden zu machen und mal eine Doppelschicht, wenn einer krank ist.

Zeitgäste

Wir haben oft auch Zeitgäste. Da schicken Familien ihre pflegebedürftigen Angehörigen für drei, vier oder sechs Wochen zu uns, damit sie in Urlaub fahren können. Manche bleiben danach bei uns, was immer schlimme Zusammenbrüche der alten Leute mit sich bringt. Die meisten sind geistig total fit, stellen sich nur auf eine kurze Zeit ein, in der sie auch das Zwei-Bett-Zimmer und die ständigen Heimreglementierungen in Kauf nehmen; sie erzählen von ihren Kindern und Enkeln, und daß sie bald wieder heimkehren – und dann kommt der Hammer! Die Familie kommt zurück und hat sich entschieden, daß Oma/Opa im Heim bleiben sollen. Und wir müssen denen das dann beibringen.

Warten auf den Tod

Einmal starb bei uns auf der Station eine Frau und die „Profis“ warteten im Nebenzimmer auf den Exodus. Ich bin rein ins Zimmer und habe mich ans Bett gestellt, so daß ich Blickkontakt mit der Frau hatte. Eine Schwester kam auch dazu, die Frau begann in der finalen Schnappatmung wild zu gestikulieren. Da fragte die Schwester sie laut: „Wollen Sie irgendwas?“ Und bietet der Sterbenden eine Zeitung an. Ich habe die Schwester dann gefragt: „Merken Sie denn nicht, daß die Frau etwas ganz anderes will?“ Da ist die mit hochrotem Kopf rausgerannt. Ich habe dann der Frau bis zu ihrem Tod die Hand gehalten und sie ist auch sehr ruhig gestorben. Später sagte mir der Heimleiter, ich solle nicht noch einmal so pampig gegenüber meinen Vorgesetzten sein. Schon gar nicht im Beisein von Patienten. Die Schwester war nämlich die Stationsleiterin.

Doppelzimmer

Ein Doppelzimmer kann unmöglich eine akzeptable Lebensführung gewährleisten. Die Leute kommen aus ihren Wohnungen, haben überwiegend jahrzehntelang mit ihren Lebenspartnern zusammengewohnt und kommen nun auf ein Zimmer mit einem oder mehreren wildfremden Menschen, mit denen sie sich vielleicht überhaupt nicht verstehen. Rauchen auf den Zimmern ist verboten, Haustiere sind verboten, Besuch darf nur nachmittags kommen, feste Schlaf-, Weck- und Essenszeiten – Reglementierungen, die den alten Menschen die letzten Reste individueller Lebensführung nehmen.

Erste Erfahrungen

Ich hatte in meinem Leben bisher nie viel mit alten Menschen zu tun, nur mit meiner Oma. Und ich kam immer sehr gut mit ihr aus. Ich dachte mir, daß ich im Heim auch ein wenig vermitteln könnte. Mir war allerdings nicht bewußt, wie es da aussieht, wie es da abläuft, daß es auch Schwerstpflegefälle und Bettlägerige gibt. Als ich die erste Bettlägerige sah, starrte die an die Decke. Ich stellte mich vor, sagte: Guten Tag, ich bin der Benjamin. Da sagte die Schwester: Sie kann das gar nicht mehr verstehen. Das war schon mal der erste Schock und meine Anfangsvorstellungen waren ziemlich über den Haufen geworfen. Dann wurde mir gesagt, daß ich nicht dazu da sei, mich mal hier und da mit den Leuten zu beschäftigen, sondern daß ich voll in den Pflegeplan eingebaut würde. Unsere Station hat 40 Bewohner, davon sind sechs Männer. Es wurde zu meiner Aufgabe, mich um diese Männer zu kümmern. Morgens von halb sieben bis um acht Uhr muß ich diese sechs Männer waschen und anziehen. Zu Anfang hatte ich extreme Schwierigkeiten, mit der Zeit klarzukommen. Inzwischen habe ich mich mit der Situation abgefunden, obwohl es eine Tortur ist für alle Beteiligten.

Erlebnisse, die einem den Kopf hochhalten

Bei uns wird eine Menge angeboten: Kochen, basteln, strikken. Das läuft ganz gut. Es stricken inzwischen Leute, die haben vorher keinen Finger bewegt, haben immer gesagt: Ich kann das überhaupt nicht, ich kann nicht sehen, ich kann meine Finger nicht mehr rühren. Es werden auch Ausflüge gemacht. Ich habe da schon viele Freiheiten, weil die Zusammenarbeit mit den Schwestern ganz gut klappt. Eine alte Dame wollte mal gern zur Kirmes, und da bin ich halt mit ihr zur Kirmes gegangen. Das sind die schönen Erlebnisse, die einen den Kopf hochhalten lassen bei der Arbeit. Sie entschädigen für den Streß im Haus, dafür, daß man die Bewohner nicht zufriedenstellend betreuen kann. Dafür, daß man manchem sagen muß: Ich kann sie jetzt nicht zur Toilette führen, ich habe noch 25 andere. Das frustriert mit der Zeit.

Bastelstunde

Von unserem Heimleiter wird enorm viel Show veranstaltet. Oft ist die Presse da und schreibt darüber, wie gut es den „alten Leutchen" geht. Dann muß alles blitzen und geputzt sein. Die auf ihren Zimmern vielleicht schreien könnten werden vollgepumpt mit Beruhigungsmitteln. Es ist ekelhaft wie nach außen getan wird, daß alles bestens ist. Dabei weiß die Heimleitung genau um unsere tausend Probleme. Statt die öffentlich zu machen, tun sie alles, um die Probleme zu kaschieren. Ich frage mich, wo da der Sinn ist.

Die größte Härte ist die sogenannte „Bastelstunde“. Da werden alle möglichen Dinge für einen Weihnachtsbasar hergestellt. Der Heimleiter behauptet nun, die Sachen wären von den Bewohnern hergestellt worden. Tatsächlich sitzt ab August jeder Praktikant, Zivi usw., der eine Minute Zeit hat und nicht irgendwo gerade was Putzen muß, an der Herstellung von Tannenbaumschmuck und so weiter. Ich habe bisher noch keinen Alten irgendetwas daran machen sehen, aber ich selbst habe schon ein paar Hundert solcher Dinger angefertigt. Nun hat der Heimleiter die Presse eingeladen und denen vorgeführt, wie da zwei, drei der zumindest äußerlich noch rüstigen Bewohner am Tisch saßen und mit dem Material herumhantierten. Die Leute wußten gar nicht, wie ihnen geschah, als sie da fotografiert wurden. Einen Tag nach der Veröffentlichung kamen Dutzende von Bestellungen dieses Schmucks und wir Zivis haben seitdem außer der Grundpflege nichts anderes gemacht, als diese Dinger zu fertigen.

Aus dem Tagebuch eines Zivildienstleistenden

Als es Abend geworden war, mußte ich die alte, zierliche Frau von dem Tisch, an dem sie gewöhnlich saß und ihre Mahlzeiten einnahm, in ihr Zimmer führen. Es kostete mich Mühe, sie zu überreden, mit mir zu kommen. Sie redete kaum verständlich vor sich hin und war offensichtlich verwirrt und mißgestimmt. Ich mußte sie beschwichtigen und sie überreden, mich in ihr Zimmer zu begleiten. Nun stand es wieder bevor, das allabendliche Ritual: Ich mußte die Frau entkleiden und zu Bett bringen. Nicht nur ihr, auch mir selbst mußte ich gut zureden, um die eigenen Hemmungen und Schamgefühle zu überwinden. Ich versuchte, mit der Frau zu reden und bat sie, mir etwas behilflich zu sein, während ich sie entkleidete. Alle Versuche, die Atmosphäre etwas zu entspannen, und die für uns beide unangenehme Situation zu entschärfen, schlugen hoffnungslos fehl. Der gefürchtete Moment, in dem ich Hand an sie legen mußte stand nun unausweichlich bevor.

So stand sie nun mit dem Rücken zum Bett gewandt vor mir und blickte ins Leere. Die Diskrepanz unserer Körper – sie, schwächlich, klein und zerbrechlich wirkend, und ich, jung, kräftig, erheblich größer als sie – verstärkte diese hemmende Barriere, die zwischen uns stand. Auch von ihrem Wesen her war sie anders als ich, sensibel und leicht zu irritieren. Noch dazu war ich ein Mann und stand nun vor der unangenehmen Aufgabe sie zu entkleiden, ihre Intimsphäre zu verletzen. Durch ihre Teilnahmslosigkeit und Apathie, mit der sie willenlos diese unangenehmen Prozeduren über sich ergehen ließ, fühlte ich mich in die Rolle des Gewalttäters, ja des Vergewaltigers gedrängt. In dem Pflegealltag des Heimes waren die Bewohner über Jahre hinweg ihrer letzten körperlichen Selbständigkeit beraubt worden. Mancher alte Mensch hätte sicherlich auch noch in seinem hohen Lebensalter diese oder jene Tätigkeit selbst verrichten können. Der Zeitaufwand wäre dabei zwar höher gewesen, der alte Mensch hätte dadurch jedoch noch einen wichtigen Teil seiner körperlichen Aktivität und Eigenständigkeit erhalten können. So aber wurden die Heimbewohner praktisch zur Passivität und Unselbständigkeit erzogen. So begann ich nun also mit der Prozedur des Entkleidens der alten Dame. Jacke, Bluse, Unterhemd und BH waren zu entfernen. Bereits beim Überstülpen des Unterhemdes und dem Lösen des BH's gab sie einen Laut der Empörung von sich, der mir zutiefst ihre Schamempfindung verdeutlichte und mir fast ebenso schmerzhaft war, wie offensichtlich ihr. Erneut versuchte ich, sie durch besänftigende Worte zu beruhigen. Als Antwort sah ich in ihrem Gesicht nur den Ausdruck des hoffnungslosen Ausgeliefertseins. Um die unmögliche Situation möglichst schnell hinter mich zu bringen, lag mir viel daran, die demütigende Prozedur so schnell wie möglich zu beenden. So verfiel ich nun in ein ebenso, wenn nicht noch schmerzlicheres Herunterreißen der Kleider, das dann jedesmal bei dem Versuch stockte, die Unterwäsche herunter zu ziehen. Erst mit gesammelten Kräften, tief Atem holend, konnte ich mich dazu durchringen, den letzten Teil ihres Körpers zu entblößen. Schließlich stülpte ich ihr das Nachthemd über und legte die alte Frau ins Bett. Die Bettdecke wurde bis zu den Achseln hochgezogen und nicht nur sie, sondern vor allem auch ich selbst war nun sichtlich erleichtert, daß dieses unerträgliche Ritual wieder einmal überstanden war. Als ich ihr eine gute Nacht wünschte, antwortete sie mir mit einem kurzen, kaum verständlichen 'Danke'.

„Die menschliche Zuwendung wird durch Chemie ersetzt“

? Wolltest du deinen Zivildienst in einem Altenheim machen ?

Alte Menschen haben mich schon immer fasziniert, weil das Alter derjenige Lebensabschnitt ist, wo besonders viel Wissen des Menschen angereichert ist, und wo die Menschen in einem Endstadium, in einer Grenzsituation leben. Von daher hat mich die Situation im Altenheim interessiert... Außerdem habe ich eine Tante, die in einem Altenheim lebt und sehr oft über die Zustände, über das Essen und die Behandlung klagt. Ich wollte mir halt anschauen, ob es tatsächlich so ist.

? Erzähl' von deinen ersten Erfahrungen auf der Station. Gab es für dich so etwas wie den „Schock der ersten Tage“ ?

Was mich gleich zu Anfang sehr bewegt hatte, war, daß ich am ersten Tag eine Frau waschen durfte. Ich habe einen Lappen ausgewrungen und habe ganz vorsichtig ihre Schultern gewaschen. Die Frau zitterte am ganzen Leib und hat mich so angeguckt, daß mir ganz anders wurde. Ich habe immer nur dem Mitarbeiter in die Augen gesehen. Der hat gewußt, warum es nicht klappt. Ich habe mich dann käseweiß hingesetzt. Da war für mich die Sache an dem Tag schon gelaufen. Man sieht halt immer den Leuten an, daß sie Angst haben, weil sie den anderen nicht kennen und ihm ausgeliefert sind.

Gerade eine solche Sache wie die Intimwäsche ist ein Tabu, über das nie gesprochen wird. Ich finde, es ist eine Verletzung der Ehre des Menschen, die letzte Ehre, die es eigentlich zu schützen gilt. Das war für mich der Schock der ersten Tage. Ebenso schockierend war es, zu sehen, wie die Leute in den Zimmern leben, daß sie nicht rauskommen, daß sie isoliert sind.

? Wie kommen deine Kollegen mit der Situation klar ?

Die haben einen ziemlich schwarzen Humor. Daran merkt man, daß bei denen irgendwas innerlich brodelt. Eigentlich sind sie freundlich, aber man merkt ihnen die Routine an. Da wird Sterben zum Handwerk. Als einmal jemand im Sterben lag, kam eine Mitarbeiterin rein und sagte, die macht es ja eh nicht mehr lange. Das sagte sie glatt in den Raum und das als jemand, die eine Leitungsposition innehat. Mich hat das sehr schockiert.

? Du bist dort seit inzwischen 15 Monaten tätig. Hat sich bei dir keine Routine eingeschlichen, bist du nicht abgestumpfter geworden ?

Ja, ich merke das jetzt selber. Ich bin mit einem unheimlichen Elan an die Sache rangegangen und habe gedacht, ich kann da Beschäftigungstherapie machen, mich auf irgendeine Weise mit den Leuten unterhalten. Aber der Alltag hat auch mich eingeholt.

? Was sind deiner Meinung nach die Ursachen ?

Wir sind halt viel zu schlecht besetzt – personell.

? Erzähl mal genauer: Wieviel Bewohner leben bei euch und wieviel Pflegekräfte gibt es ?

Das Altenheim, in dem ich arbeite, gilt als Modellheim. Es wird angestrebt, möglichst kleine Stationen zu bilden. Auf meiner Station leben 16 Leute. In der Morgen- und Mittagschicht arbeiten jeweils zwei Pflegekräfte, davon eine ausgebildete Kraft.

? Ist damit eine qualifizierte Pflege realisierbar ?

Wir haben uns gesagt: Bevor wir uns mit dem Minimalen zufrieden geben, streben wir das Maximale an. Wir arbeiten also durch von morgens um halb sieben mit einer halben Frühstückspause bis um halb eins. Ganzheitliche Pflege können wir nicht garantieren. Was da in den Prospekten angepriesen wird, diese Friede-Freude-Eierkuchen-Idylle, ist nicht drin. Im Gegenteil: Wenn mal jemand hinfällt, dann kann es sein, daß wir längere Zeit bei anderen Leuten aufgehalten werden, und derjenige muß dann liegenbleiben. Noch schlimmer ist es nachts: Es gibt bei uns nur zwei Nachtwachen für 200 Leute. 100 davon sind Pflegefälle. Wenn an drei Ecken zugleich etwas passiert, wird es haarig. Und gerade nachts ist Betreuung wichtig. Es gibt Bewohner, die nachts voll auf Tour sind...

? Was heißt das ?

Also, die laufen rum, da nützen auch Medikamente nichts. Es gibt ein paar, die irren durchs Haus und gehen ans Telefon und rufen irgendwo an. Manchmal auch bei der Polizei – die war auch schon mal da. Oder sie stellen sich auf den Balkon und rufen laut „Hilfe, Hilfe"... .

? Glaubst du, die Hilferufe der Leute sind alle völlig irreal! ?

Nein, überhaupt nicht, ganz im Gegenteil. Ich glaube, daß die Leute wirklich jemanden brauchen, vor allen Dingen die, die desorientiert sind oder noch nicht lange da sind. Die wachen nachts auf in einem Zimmer, das ihnen nicht vertraut ist, sind dann allein oder halt mit jemanden im Zimmer, den sie nicht kennen, die bräuchten wirklich jemanden, der sich vielleicht auch mal die halbe Nacht zu ihnen setzt und irgendwas mit ihnen macht.

? Was macht man stattdessen ?

Die meisten kriegen Beruhigungsmittel... Das ist sowieso das einzige, was man vom Arbeitsablauf her machen soll: Wieder in's Bett bringen und Artosiol geben...

? Was hat das für Konsequenzen ?

Die meisten kriegen das ja auch tagsüber. Aber diejenigen, die spät nachts eine starke Schlaftablette bekommen haben – mit denen ist dann tagsüber nichts anzufangen, die stehen da mit geschlossenen Augen, lassen sich apathisch waschen und das Essen muß man ihnen geben, auch wenn sie sonst alleine essen.

Das Leben ist für die nur noch wie ein Nebel... Und manche kriegen auch Haldol, das ist das Extremste, weil sie dann auch noch Halluzinationen bekommen.

? Ich nehme an, daß das die Ärzte verschreiben müssen ?

Das ist richtig. Aber es gibt Ärzte, die kommen vielleicht einmal im halben Jahr. Manche Ärzte habe ich überhaupt noch nicht gesehen auf der Station. Bei denen ruft die Schwester mal an, wenn sie ein neues Mittel haben will und der schreibt das dann auf.

? Es findet also keine Untersuchung statt ?

Nein, es gibt manche, die kommen wirklich gar nicht. Also insgesamt ist das mit den Medikamenten so: Wenn wir mehr Leute wären, bräuchten wir gar nicht soviel Chemie, die menschliche Zuwendung wird durch Chemie ersetzt, weil es ja billiger ist. Aber wenn man bedenkt, daß früher die Leute durch das Fixieren an's Bett ruhiggestellt wurden, dann erscheint einem so eine Tablette fast schon human... .

? Fixieren, dieser Begriff hört sich fast harmlos an für eine Sache, die nichts anderes bedeutet als: fesseln.

Ja, es ist häufig so, daß sich Begriffe einbürgern. Wenn man Leute auf die andere Seite legt, dann heißt es: „Du legst sie um." Oder auch, wenn man sie vom Topf auf den Stuhl setzt, dann heißt das: „mal schnell umtopfen". Es ist wohl absichtlich. . .Man übernimmt solche Begriffe einfach, ohne sich Gedanken darüber zu machen. Im Grunde genommen ist es falsch, z.B. „füttern" zu sagen. Auf Fortbildungen und Lehrgängen wird uns immer so schön gesagt, daß das unmenschlich sei. Aber ich finde, das Unmenschliche ist nicht, wie man es sagt, sondern das Schlimme ist, wie man es macht.

? Wie ist eure Pflege ?

Wir können halt nur eine sehr notdürftige Pflege leisten. Wir haben jetzt ungefähr zwei bis drei Wochen lang niemanden mehr baden können, weil wir es einfach nicht schaffen. Also – die Ganzkörperwaschung kennen wir schon gar nicht mehr. Alles, was ich noch schaffe, sind Gesicht, Hände und Genitalbereich. Damit habe ich mich jetzt schon fast abgefunden, auch damit, daß die Leute riechen, ja man kann sagen, stinken. Klar, daß die Bewohner aggressiv werden, halbe Traumata bekommen, sich total allein fühlen. Wir haben einen Milieu- und Sozialdienst, der steht dieser Situation völlig hilflos gegenüber. Gleichzeitig baut sich in einem selber eine unheimliche Aggression auf, und das schlägt natürlich auf die Arbeitsstimmung. Das Arbeiten ist dementsprechend sehr mühsam.

? Wie leben die Bewohner auf den Stationen, wie ist ihr Tagesablauf ?

Also morgens um halb sieben geht es los mit Wecken und Waschen. Weil so wenig Personal da ist, müssen wir so früh anfangen. Dann setzen wir sie hin und sie warten eine Stunde aufs Frühstück und dann bleiben sie sitzen bis mittags. Umlagern oder mal hochheben kommt zu kurz, obwohl man genau weiß, daß das den Dekubitus verursacht. Viele müssen in ihrer Nässe sitzenbleiben, weil wir es nicht schaffen, alle Leute bis zum Mittag trockenzulegen. Mittags wird dann schnell das Essen ausgeteilt, eine halbe Stunde wird gegessen und dann geht es wieder ab ins Bett und den ganzen Mittag sitzen sie dann oder liegen und haben keinerlei Ansprache. Ich habe den Anspruch an mich, da was zu machen, aber man schafft es nicht. Ich habe jetzt in der ganzen Zeit, in der ich Zivildienst mache, zweimal mit den Leuten Mensch-ärgere-dich- nicht gespielt. Und zum Sterben hat man wirklich keinen Bezug mehr – die Leute sterben einem ja wirklich unter der Hand weg. Ich habe mich einmal – und das war der glücklichste Moment meiner bisherigen Zeit dort – zu einer Sterbenden ans Bett gesetzt, habe mir gesagt, die ganze Station kann mich mal und habe ihre Hand eine halbe oder dreiviertel Stunde gehalten. Die ist dann auch in der Nacht gestorben. Das war das einzige Mal, wo ich mich gut gefühlt habe, wo ich gewußt habe: Jemand hat was gebraucht und hat es bekommen.

? Arbeitest du auch an Wochenenden ?

Ich habe schon viele Wochenenden gearbeitet, an denen ich nicht arbeiten mußte. Ich bin jetzt bei ungefähr 180 bis 190 Überstunden. Von meinem Urlaub hab ich gerade erst ein Drittel hinter mich gebracht und mit Überstundenabbau läuft nichts. Dadurch werden meine Kräfte ausgezehrt, und ich kann von mir aus nicht mehr garantieren, daß ich noch richtig schalte. Letztens ist ein Notfall passiert, es ist jemand hingefallen und hat sich am Kopf verletzt, und ich – ich weiß nicht, warum – habe die Frau hingelegt. Ich fasse mich jetzt noch an den Kopf. Wie kann ich jemanden, der eine Kopfverletzung hat, hinlegen? In so einem dämmerigen Zustand war ich manchmal schon. Wenn ich mittags nach Hause komme, falle ich ins Bett und schlafe bis abends. Ich habe auch schon Leserbriefe über diese ganzen Sachen geschrieben, die Zeitungen haben das dann werbewirksam ausgeschlachtet, denn es ist nicht nur ein Problem von einzelnen Heimen – es ist überall so.

? Wie würde der Dienst am Wochenende ablaufen, wenn du nicht freiwillig mitarbeiten würdest ?

An manchen Wochenenden wäre er dann gar nicht mehr möglich. Aber ich kann das einfach nicht mit meinem Gewissen verantworten, daß die, die da sind, noch mehr verheizt werden. Es ist ein Teufelskreis, da kommt man nicht raus.

? Wieviel Bewohner leben auf einem Zimmer ?

Bei uns ist es wirklich gut. Wir haben zwei Zwei-Bett-Zimmer und der Rest besteht aus Einzelzimmern. Also es ist schon nicht schlecht.... Aber die Leute zahlen immerhin auch dreitausend Mark.

? Weißt du, wieviel Bewohner Privatzahler sind ?

Ich glaube, zwei Drittel kriegen Zuschüsse und ein Drittel sind Privatzahler und die jammern halt schwer. Ich habe ausgerechnet, daß es umgerechnet täglich neunzig Mark sind, die die zu zahlen haben. Das ist die Pflege, die wir machen, wirklich nicht wert.

? Kommt dir denn manchmal der Gedanke, daß die Zivis Fehler im sozialen System kaschieren, die, wenn sie zutage treten würden, einen ziemlichen Skandal hervorrufen würden ?

Klar, ohne Zivis wäre die Arbeit tatsächlich nicht mehr machbar. Aber auf der anderen Seite – wenn ich wirklich nur als zusätzliche Kraft rumlaufen würde, würde ich auch viel weniger Sachen tun können – Sachen, die ich eigentlich gar nicht machen müßte, wie z.B. Leute absaugen oder so. Das ist schon ziemlich interessant. Aber wenn man sich das vor Augen hält, sind es Dinge, die in anderen Bereichen nur ausgebildete Kräfte tun dürfen.

? Wenn du deinen Dienst beendet hast – was nimmst du an bleibenden Eindrücken aus deinem Zivildienst mit? Was hast du für ein Bild von der Verwahrung alter Menschen in der Bundesrepublik ?

Auf jeden Fall sehe ich Ansätze, daß man was tun will, aber noch nicht gelernt hat, wie man helfen kann. Grundsätzlich empfinde ich das eine als Sauerei, soviel Geld in die Rüstung zu stecken. Wenn sie mal jährlich fünf komische Raketen nicht produzieren und das Geld in die Altenhilfe stecken würden, dann wäre da schon unheimlich viel geholfen. Ich finde, der Staat spart am falschen Ende. Das Bild, das ich von der ganzen Sache habe, ist Ohnmacht. Ich habe mir schon überlegt, was man wohl tun könnte, auf eine Demo gehen oder sonstwas machen. Vor allen Dingen, wenn man unsere Politiker hört, wie z.B. Frau Schäfer, die so Sachen losläßt, daß es in Baden-Württemberg den tollsten Pflegeschlüssel gebe und nachher sieht man, was das wirklich heißt. Das bedeutet nämlich, daß wirklich alle Pflegekräfte da sein müssen. Es wird nicht berücksichtigt, daß immer Leute vom Personal krank sind, Rükkenschäden haben, oder Erkältungen – obwohl es auch Leute gibt, die mit Fieber arbeiten gehen, weil es einfach nicht anders geht. Dieser Pflegeschlüssel ist illusorisch, der stimmt nicht. Selbst wenn er stimmen würde, wäre er immer noch nicht ausreichend.

Eine halbe Stunde Zuwendung pro Tag

Ich arbeite auf der Pflegestation im Altersheim und habe mich dazu freiwillig gemeldet. Ich wollte mal etwas anderes kennenlernen, nachdem ich 13 Jahre in der Schule gesessen habe.

Am Anfang hatte ich ziemliche Schwierigkeiten, jemanden überhaupt anzufassen, Windeln zu wechseln und so. Man überfährt die alten Menschen, geht in ihre intimsten Bereiche – „Morgen, da bin ich“ – zieht ihnen die Unterhose aus, und da liegen sie dann, wie Gott sie schuf vor einem. Ob denen das jetzt unangenehm ist, als 80- oder 90-jährige Frau, wenn da irgendwelche jungen Spunde reinkommen und denen die Hose ausziehen, da wird gar nicht nach gefragt... Ich fand es weniger für mich, als mehr für die Leute unangenehm.

Das ist sowieso so, daß sich die Bewohner eher mit etwas abfinden müssen, als wir. Die müssen sich auf uns einstellen, nicht umgekehrt, wie es eigentlich sein sollte. Ob die gerade morgens um sieben in ihrem Tiefschlaf sind oder ob sie schon drei Stunden wach liegen und naß sind, ist ohne Bedeutung. Ich komme halt dann da rein und mach sie frisch und das ist normal.

Ich bin ziemlich früh mit Sterben und Tod konfrontiert worden.

Da war eine Frau, zu der durfte ich nie rein.

Die lag im Sterben und hatte einen riesen Dekobitus. Nach langem Wundliegen tritt erst das Fleisch zutage, das geht dann auch weg und verschimmelt und verfault bei lebendigem Leib. Die Wunde war so groß wie meine Handfläche, bis auf die Knochen, alles war verschimmelt, es hat gestunken.

Die Stationsschwester hat gesagt, bevor es mir schlecht wird, soll ich rausgehen. Ich bin da rein, ich konnte mir sowas gar nicht vorstellen, die Hälfte von der Pobacke ist weg und schimmert in allen Farben.

Das Tragische war, die Frau konnte sich zwar kaum noch äußern, aber sie hat gewimmert und sie hat alles mitgekriegt. Wenn man sie angesprochen hat, hat sie reagiert.

Es war schon hammerhart, da habe ich keinen rechten Hunger mehr gehabt. Ich habe am nächsten Tag das Ding angeguckt, während die das verbunden haben. 20 Minuten hat das gedauert, und ich habe immer dort hingestarrt, und ich habe gedacht, entweder ich falle um oder ich kann es sehen. Es war wirklich eine Roßkur. Ich habe das nach ein paar Tagen selber mit verbunden, mit Salbe und Puderzeug usw.

Dabei habe ich begriffen, worum es geht in der Altenpflege: Die inhumane und schreckliche Situation des Hinfälligwerdens und des Sterbens so erträglich wie möglich zu gestalten. Das ist die Herausforderung. So menschenwürdig wie möglich, daß man nicht einfach ins Zimmer rennt, den Verband runterreißt, Puder reinschüttet, das sterilisierende Zeug und den Verband wieder drauf, sie einmal rumrödelt, wie es viele Altenpfleger machen, weil sie einfach abstumpfen, ich glaube – zwangsläufig abstumpfen müssen. Von morgens sieben Uhr bis abends halb acht, da hat man einfach nicht mehr die Kraft. Ich halte mich für einen seelisch ziemlich stabilen Menschen, ich breche nicht schnell zusammen, aber irgendwann hat man die Kraft nicht mehr, man kann die Tätigkeit schon noch verrichten, aber es wird eine mechanische Pflege. Von seelischer Betreuung kann überhaupt keine Rede sein. Die wäre aber so wichtig für die Leute, die sowieso einsam sind, die im Schnitt nicht mehr als eine halbe Stunde Zuwendung am Tag haben, weil man gar nicht mehr Zeit hat. Zu zweit im Frühdienst 17 Leute: man muß sich mal vorstellen, wieviel Minuten da pro Nase bleiben. Es gibt auch einige, die noch nicht so pflegebedürftig sind, die noch laufen können oder selber essen. Aber die meisten können total nichts mehr machen, die sind nur noch ihr eigenes Wrack. Das ist halt die Herausforderung, dabei noch so liebevoll wie möglich zu den

Leuten zu sein. Und die nehmen das auch voller Dankbarkeit an, wenn man dann mal kommt und ein bißchen mit ihnen spricht, auch wenn sie nichts sagen können. Sie spüren das genau, wenn man einfach ein bißchen nett ist. Die haben es sehr schwer, viel schwerer als alle anderen.

Wenn ich sehe, was die Leute „draußen" schon als tragisch empfinden, was sagen die erst, wenn es ihnen wirklich einmal schlecht geht. Wenn ich bei einem Sterbenden sitze, das ist ein ganz intensives Leben, auch für mich selber. Da stelle ich mich ganz auf den Sterbenden ein und versuche, wenn ich die Hand halte oder über die Stirn streiche, ein bißchen beruhigend zu wirken; es ist ja eine Unruhe vor dem Tod. Der Gegensatz kann nicht größer sein: Wenn ich dann wieder auf die Straße komme, einer nimmt dem andern die Vorfahrt und der steigt aus und regt sich furchtbar auf, daß er erst als zweiter gefahren ist. All die Machos, die da frei herumlaufen, das ist nicht zu fassen! Wie kann man sich an der kleinsten Kleinigkeit so aufhängen und dadurch den Blick für das Große so völlig aus den Augen verlieren? Deshalb würde ich schon jedem raten, die Arbeit mal ein paar Monate zu machen. Das rückt einen schon selber ins rechte Licht.

Ich habe im September angefangen. Ich hatte das Gefühl, daß ich mit meiner Tätigkeit akzeptiert würde. Dann hat es bei uns einige Kündigungen gegeben wegen des Heimleiters, einem machtgeilen Menschen, für den es nichts Schöneres zu geben scheint, als andere fertigzumachen oder fast schon zu quälen. Der hat Psychologie studiert und kann einen so um den Finger wickeln und runtermachen. Wir Zivis sind seine wehrlosesten Opfer, weil wir schon von unserer rechtlichen Situation kaum Möglichkeiten haben, uns tatsächlich zu wehren. Ich habe es bei einem Mitzivi von der Nachbarstation gemerkt, wie der nach Strich und Faden fertiggemacht wurde. Der ist mal zu spät gekommen, weil er verschlafen hatte. Da hat der Heimleiter ihn so schlimm fertiggemacht mit seinen erzieherischen Maßnahmen, die ihm natürlich rechtlich zustehen, aber die völlig überkandidelt waren. Der kleinste Fehler, den er gemacht hat, wurde ihm sofort angerechnet. Dabei hat der seine Arbeit gern gemacht, ich habe mich oft mit ihm unterhalten, er hat seine Omas wirklich gemocht. Er hat dann den Regionalbetreuer vom Bundesamt eingeschaltet, was ihm zusteht, wenn er Schwierigkeiten im Dienst hat. Dieser Mensch ist Ex-Offizier von der Bundeswehr, genauso hat er sich auch aufgeführt, ich war zufällig gerade in der Zivi-Wohnung. Es ist eine Kellerwohnung, also es war ein Keller und da hat man die Zivi-Wohnung reingebaut – im beruhigenden Hellgelb getünchte Wände, nordseitig vergitterte Fenster. Man guckt da raus und hat das Gefühl, im Gefängnis zu sitzen.

Meint der Regionalbetreuer: „Ja, was ist denn das, wie sieht es denn hier aus?“ Gut, es war nicht aufgeräumt, es ist bei uns selten aufgeräumt, aber es ist unsere Wohnung und wir müssen dieses ungemütliche Zimmer irgendwie versuchen, gemütlich zu gestalten, weil wir sonst gleich in die geschlossene psychiatrische Anstalt ziehen können. „Da werden wir wohl einen wöchentlichen Stubenappell einführen müssen, freitags um sechs schlage ich dann einen allgemeinen Putzdienst vor.“

Und mein Heimleiter war ganz begeistert von dem, die haben sich verstanden, die zwei. Ich habe gewagt, Einspruch zu erheben, habe gesagt, daß ich Freitag um sechs für die ungünstigste Zeit halte. Er, so von oben herab: „So, halten Sie für ungünstig? Wieso halten Sie das für ungünstig? Wenn Sie dienstverpflichtet werden?“ Ich habe gesagt, das ist mir egal, aber auf der Station muß man zu dieser Zeit Essen geben und die Leute ins Bett bringen, und wenn ich fehle, ist da nur noch einer, und wie soll einer 17 Leute ins Bett bringen? Die beiden sind fern von jeglicher Pflegepraxis, sie konnten nichts mehr sagen, nur den Mund auf und zu machen, wie Fische, dann haben sie den Gedanken wieder fallenlassen mit diesem Stubenappell. Dieser arme Elmar kam dann in die Wohnung und da haben die sich draufgestürzt wie die Piranjas. Ich habe es nicht mehr ertragen und bin dann rausgegangen.

Da habe ich spätestens gemerkt, wie der Laden läuft bei uns. Daß es gar nicht darum geht, ob man gut pflegt oder schlecht, ob ich nett zu meinen Omas bin, ob ich sie gern hab oder nicht. Wichtig ist, daß man um punkt sieben auf der Matte steht. Daß man oft auch mal länger als halb achte schafft, abends nach Dienstschluß, das ist ganz egal, aber wenn er mich mal um zwei oder fünf nach sieben auf die Station kommen sieht, was bisher nur zwei oder drei Mal vorgekommen ist, gibt es ein Riesentheater. Es geht nicht darum, wie einer schafft, ob er sich Mühe gibt, ob er gut schafft oder nicht. Hauptsache, die äußere Form ist gewahrt und der juristische Rahmen stimmt. Dabei geht es um etwas völlig anderes, es geht um ein menschenwürdiges Dasein für 160 Leute.

Man muß sich mal vorstellen, man liegt oder sitzt im Rollstuhl im Zimmer und hat eine dreiviertel Stunde am Tag Zuwendung, man ist eine dreiviertel Stunde am Tag nicht allein, aber sonst sitzt man in dem Zimmer, guckt die Wand vor sich an, diese eintönig gepinselte Wand, wo vielleicht noch ein Bild aus der besseren Zeit hängt und dann kommt irgendwann ein Pfleger rein, in sterilem Weiß: „So, hier ist das Mittagessen, guten Appetit wünsche ich" und geht wieder raus. Irgendwann kommt wieder jemand, rennt rein, weil er es eilig hat, räumt ab – das war dann der nächste Kontakt. Dann ist erstmal Funkstille, dann bringt einer den Kaffee, räumt wieder ab und das Gleiche mit Abendessen. Dann werden sie ins Bett gebracht.

Morgens beim Rausholen ist es noch das Schlimmste, da ist „Stoßzeit" auf der Station. Da muß man wirklich so schnell schaffen, wie es eben geht, weil wir so knapp besetzt sind. Man rennt rein, reißt den Leuten wirklich buchstäblich das

Nachthemd vom Leib, wäscht sie im Hoppla-Hopp-Verfahren. Die meisten Leute könnten sich zwar noch selber waschen, wenn man ihnen sagt, jetzt waschen sie sich bitte das Gesicht, waschen sie sich die Arme usw. Nur braucht man dafür die dreifache Zeit, weil sie eben langsamer sind, und ich finde, mit 90 darf man mal ein bißchen langsamer sein. Das ist aber zeitlich nicht drin, da könnten wir höchstens ein Drittel der Station waschen und der Rest würde stinken. Also waschen wir alle im Hoppla-Hopp-Verfahren: Selbst wenn die Leute noch schlafen, raus aus dem Bett, das Nachthemd runter, auf den Topfstuhl, ans Waschbecken. Du wäscht sie, dann kommen sie unter dem Wasser irgendwann zu sich, stülpst ihnen Klamotten über. Man könnte z.B. auch den Schrank aufmachen und die Leute selbst aussuchen lassen, was sie anziehen möchten, aber bis die geguckt und überlegt haben, was ihnen gefällt, in der Zeit haben wir sie dreimal an und wieder ausgezogen. Dann läßt man sie sitzen, und sie sind wieder mit sich allein und ihrer Einsamkeit und ihren Schmerzen.

Sie zahlen dafür auch noch ein Schweinegeld: 3.000 Mark für ein besseres Zimmer, 2.800 für ein schlechteres. Dann ist das Essen so schlecht. Ich habe es mal geschafft, ein Frühstücksbrötchen auf anderthalb Meter zu ziehen, ohne das es riß, also Gummi. Das Essen kann man niemanden anbieten, der noch halb bei Bewußtsein ist. Wenn jemand klinisch tot ist, dann kann man es durch den Mixer drehen, der merkt es nicht mehr, aber all die anderen, die es irgendwie noch ein bißchen blicken ... das ist Menschenverachtung. Das Mittagessen ist eine Katastrophe. Vor zwei Wochen hatten wir zur Hauptmahlzeit Brotsuppe, was schon an sich keine Hauptspeise ist, sondern eine Vorspeise. Wenn die gut gemacht gewesen wäre, hätte ich vielleicht nicht mal etwas gesagt, aber die Brotsuppe bestand aus warmem Wasser und lieblos hineingeschmissenem Brot, das verkohlt war. Wir waren auf der Station entsetzt, die Rußkrümmel sind überall rumgeschwommen, die konnte man nicht alle rausfischen, denn sie waren fein verteilt in der Suppe. Weihnachten gab es Sauce Hollandaise, ich weiß noch, wie ich gelacht habe über diesen Namen; es war so eine Pampe, also wirklich Pampe. Ein Bewohner von der Station hat zu mir gesagt, der Koch hat ganz recht, soll er uns alte Krüppel doch verrecken lassen. Die in Kriegsgefangenschaft waren, sagten, da hätten sie nie so schlechtes Essen bekommen, weil sich die Besatzer das nicht hätten leisten können. Nun, ich kann zum Bäcker gehen und mir dann was kaufen, bloß die können es halt nimmer und dann essen sie halt nichts. Ich habe mich in Grund und Boden geschämt, es den Leuten reinzustellen. Wir hatten keine Zeit,noch einen Brei zu kochen. Wenn der Koch schon nichts zustande bringt, soll er vorher anrufen, dann kochen wir von uns aus Brei, Grießbrei, denn wir wissen ja, was unseren Leuten schmeckt.

Ich muß dann immer denken, die zahlen 2.800 oder 3.000 Mark und erhalten dann einen Schweinefraß, anders kann man das nicht bezeichnen, es ist unfaßbar. Das sind lauter so Sachen, die mich unheimlich ärgern und wehe, man sagt was. Ich habe mich mal auf der Mitarbeiterbesprechung beschwert. Dann hieß es, so schlimm ist es ja alles gar nicht und der Koch habe eine Diätausbildung. Ich habe mal den Speiseplan der Stationsärztin in einem Krankenhaus gezeigt, die hat bloß laut losgelacht und hat gesagt, das ist alles, aber keine Magen-Galle-Diät. Unser Koch sagt, es ist eine.

Es geht ja noch nicht einmal um mich; daß es mir nicht schmeckt, ist noch was ganz anderes: Die Leute sind es ja, die das essen müssen, und die verhungern sonst.

An Pfingsten sind einige krank geworden, es muß an solchen Feiertagen immer Leitungsrufbereitschaft da sein. Es ist ja nicht immer ein Leiter da, ein Heimleiter oder Stellvertreter, gerade an den Feiertagen, aber es muß Rufbereitschaft da sein. Aber die waren natürlich an Pfingsten – es war schönes Wetter – alle sonstwo und haben uns sitzengelassen. Ausgerechnet dann sind zwei krank geworden, und so war auf der Pflegestation mit 17 Pflegefällen nur noch eine Pflegekraft und im Altersheim mit 78 Bewohnern war die andere und die war krank. Die hatte solche Zahnschmerzen, die hat geweint vor Schmerzen, aber sie war ja die einzige, die andere war ja auch krank und was blieb ihr übrig. Entweder 78 Leute verhungern zu lassen – vor allem die Diabetiker, die müssen versorgt werden – oder sich zukiffen mit starken Schmerzmitteln. Die andere hat es mit dem Magen, die hat im Bett gelegen und konnte sich nicht mehr rühren. Das ist ja eines der größten Probleme, daß die schaffen, bis sie umfallen, bis es einfach nicht mehr geht. Aber wenn sie selber heult vor Schmerzen, wie soll sie sich dann noch einem alten Menschen zuwenden können. Sie schaffen also wirklich bis an ihre persönliche Leistungsgrenze und darüber hinweg. Was man den Pflegerinnen und Pflegern allein vorwerfen kann, ist, daß sie sich nicht wehren und alles klaglos schlucken. Die sind oft geistig den studierten Heimverwaltungsmenschen bei uns überhaupt nicht gewachsen. Wenn man denen sagt: „Wir müssen zuviel arbeiten!", antworten sie: „Ja, dann hätten sie halt auch studieren müssen." Das ist der schiere Zynismus.

Wir hatten ein Adressbuch von Aushilfen im Büro liegen, aber mangels Leitungsrufbereitschaft konnten wir keine Aushilfe organisieren. Wir hatten die Adressen ja nicht im Kopf. Ich bin über die Pfingsttage immer zwischen der Pflegestation und dem Altersheim hin- und hergerödelt wie nicht gescheit. Die Leute haben geweint. Wenn man mal drei Stunden so schafft, dann kann man nicht mehr, und dann hat man nochmal neun vor sich und dann nochmal einen Tag und nochmal einen Tag. Das muß man sich mal vorstellen: Man kann im Grund selber kaum noch, und dann reißt man den Leuten, weil es wirklich nicht mehr anders geht, das Nachthemd runter, läßt sie noch im Bett liegen, obwohl sie gar nicht ins Bett gehören, schiebt ihnen das Essen rein, weil man keine Zeit hat, sitzen zu bleiben.

Eine, die hat so geweint ... das war wie ein Messer ins Herz ... „Wieso bist du denn so wirsch zu mir?" Das ist genau das, was ich nie wollte, wüst zu jemandem zu sein. Ich habe gedacht, ich mache Zivildienst, da kann ich die Welt ein bißchen besser machen und ich bin da gelandet, wie ich es mir bei der Bundeswehr vorgestellt habe, nämlich, daß man sich in einem Notstand befindet, wo man sich selber nicht mehr entscheiden kann. Bei der Bundeswehr muß man im Notstand wildfremde Menschen erschießen, und ich muß im Notstand eben nicht wildfremde Menschen, aber Menschen, die ich lieb' hab, die ich ganz arg mag, nämlich meine Omas so schlecht behandeln, daß es mir wirklich weh tut in der Seele. Und ich habe keine Zeit, ich muß weiterrennen. Eine ist sechs Stunden lang verkotet und uriniert im Bett gelegen. Ich wünsche mir, daß jemand von den Leuten, die das hier als ausreichend bezeichnen, mal sechs Stunden in seiner Scheiße liegen. Das sollten die mal machen und dann noch behaupten, der Pflegeschlüssel sei ausreichend. Ich ziehe den Hut vor dem, was die Pfleger und Pflegerinnen leisten, die machen das ja nicht nur 20 Monate. Aber es ist auch kein Wunder, daß die mit 30 oder 40 schon halbe Leichen sind.

Den Notstand über Pfingsten hatten alle überlebt, es ist uns wirklich niemand gestorben. Wir hatten zwar auch eine Sterbende; es war die einzige, um die ich mich länger als unbedingt nötig gekümmert habe. Sie ist bei vollem Bewußtsein gestorben und hat mir an dem Tag ihre Todesrede gehalten, ihre eigene. Sie hat gesagt: „Ich habe gut gelebt und jetzt geht es ans Sterben." Die ist mit offenen Augen in den Tod gegangen und hat mir von ihrem Sterben erzählt, wie sie es empfindet. Das ist mir noch nie passiert und da muß man doch zuhören, die Frau hat bei völliger Klarheit und Bewußtheit über den Tod und das Sterben gesprochen, und ich hatte keine Zeit, und mir hat es in den Fingern gekribbelt, weil ich genau wußte, es liegen noch verkotete Leute in den Betten. Aber man kann doch so jemanden nicht abwürgen. Das war ein Gewissenskonflikt, der hat mich schier verrissen.

Dienstag nach Pfingsten kamen dann die Ober-Macker wieder. Es wurde festgestellt, alle haben überlebt, einige Pfleger waren krank – ja und!? Es war denen nicht klar, was das bedeutet, die haben keine Ahnung von Pflege. Wieso die allerdings dann ein Altenheim leiten, dessen Hauptaufgabe die Pflege ist, ist schon ein Rätsel. Diese schnippischen Bemerkungen, das war dann wirklich zu viel, und ich bin zum Vorstand von dem Wohlfahrtswerk, der hat mich dann immerhin anständig behandelt, hat mich angehört, hat mir die Hand gegeben, hat mich als Mensch und nicht als ZDL betrachtet; da war ich ganz baff, damit habe ich schon gar nicht mehr gerechnet.

Ich habe gesagt, was Sache ist: daß hier die Pflege im Grunde bereits zusammengebrochen ist, was das für ein Hohn sei mit den Prospekten mit über „ganzheitliche Aktivierung", der „milieugerechten Pflege" und der „liebevollen Betreuung" der Bewohner. Das ist keine aktive Pflege, keine ganzheitliche Pflege, das ist noch nicht einmal Grundpflege, was satt, sauber, still bedeuten würde. Der Vorstand hat mich angehört und sich einige Notizen gemacht. Er war etwas erschrocken, daß das derartige Ausmaße angenommen hat; er wußte um die schlechte Personalsituation, konnte sich das mangels Pflegepraxis aber auch nicht konkret vorstellen, was das eigentlich bedeutet.

Er hat dann einige Briefe geschrieben an unsere Heimverwaltung, die natürlich rausbekam, daß es von mir kam.

Der stellvertretende Heimleiter hat mich dann brüllender Weise zur Rede festellt. Ich hätte den guten Ruf des Hauses ruiniert, ich hätte es nach draußen getragen. Das ist nicht wahr, ich habe es bewußt nicht nach außen getragen. Das Wohlfahrtswerk ist für mich nicht außen! Das Wohlfahrtswerk hat sieben oder acht Heime, das ist überschaubar, wenn man zum Vorstand des Wohlfahrtswerkes geht, trägt man nichts „nach außen".

Schreit er also rum. Ich habe ihn dann so behandelt, wie man mit psychisch schwierigen Leuten umgeht, das lernt man ja im Zivildienst. Ich sage dann immer „ja" und stimme ihnen zu, dann beruhigen sie sich irgendwann. Genauso habe ich den guten Mann behandelt, das hat er natürlich dann geblickt, und er hat sich gewundert, daß ich ihm immer zustimme. Er hat mich wirklich runtergeputzt, wie man es nur kann und zum Schluß hat es darin gegipfelt, daß er geschrien hat: „Weißt Du, was du bist? – du bist nichts, du bist nichts, du bist nichts, du bist ein Zivi!"

Das hat er gesagt, wo ich gerade die vierte Woche am Stück gearbeitet habe. Was, soviel ich weiß, noch keiner von unseren Pflegern gemacht hat. Hab irrsinnig Stunden reingerödelt, hab wirklich selber am Rand von dem geschafft, was ich noch leisten kann, und dann: Ich bin nichts, ich bin ein Zivi.

Auf der Station, wo ich jetzt bin, die decken mich auch ein bißchen, der Stationsleiter ist gut drauf und der weiß auch, was Sache war. Der nimmt mich auch ein bißchen in Schutz und sobald man ein bißchen Rückendeckung verspürt, da kann ich schaffen, da macht mir das dann wieder soviel Spaß, zu arbeiten. Das ist schon ein gutes Gefühl, wenn man eine sinnvolle Arbeit macht. . .

Einarbeitung Ich bin zwei Tage mitgelaufen, bekam ein bißchen was gezeigt und wurde den Leuten vorgestellt. Am dritten Tag stand ich schon als volle Kraft auf dem Dienstplan und habe Leute zum „Fertigmachen“ zugeteilt bekommen. Wenn ich nicht klargekommen bin und Hilfe brauchte, mußte ich durch die Zimmer der Station rennen und meine Kollegen suchen. Irgendwann habe ich dann begriffen, daß ich allein klarkommen muß. Zur gegenseitigen Hilfe der Kollegen fehlt die Zeit. Auf meiner Station sind 25 schwerstpflegebedürftige Patienten, und wir sind in der Morgenschicht zu dritt, manchmal auch nur zu zweit und stundenweise auch alleine. Da bleibt nicht eine Minute Zeit, auf die Leute einzugehen. Allein die elementarsten Arbeiten können gerade noch geschafft werden. Ich hatte in der ersten Zeit auch noch fürchterliche Angst, daß einmal etwas passiert, wenn ich alleine auf der Station bin.

Psychopharmaka Ich kann nicht sagen, daß die Verabreichung von Unmengen Psychopharmaka, Schlafmittel etc. auf fahrlässiger Bequemlichkeit des Pflegepersonals beruht. Die reiben sich ganz schön auf. Aber manchmal verstehe ich es einfach nicht. Da gibt es bei uns einen Opi, der rennt weg und wird etwa von der Polizei dann wiedergebracht. Für die Schwestern heißt das also: Ich muß den jetzt, damit er liegenbleibt und nicht wegläuft, ruhigstellen. Aus dem Blickwinkel der Schwestern und bei dem ungeheuren Zeitmangel kann ich das ja auch ein bißchen verstehen. Aber ich frage mich, ob es nicht sinnvoller wäre, den zu beschäftigen, damit er sich wohler fühlt und gar nicht mehr weglaufen möchte. Konsequenz unseres Personalmangels ist auch, daß ich z.B. Insulin spritze. Zwar nur in seltenen Fällen, aber immerhin. Man hat mir gezeigt, wie das geht. Trotzdem habe ich Angst, etwas falsch zu machen. Wenn ich mich beim Bundesamt für Zivildienst beschwere, hat das nur die Konsequenz, daß sie dem Heim die Zivi-Stellen streichen. Damit ist niemandem geholfen, am wenigsten den Alten.

Selbständigkeit In einem Fall ist jemand zu uns gekommen, der noch sehr fit war, 95 Jahre alt, aber geistig und körperlich noch sehr rüstig. Und der hat jetzt durch den Wechsel in eine so ungewohnte Umgebung Schwierigkeiten bekommen, war oft krank, hat nicht mehr so viel selbst gemacht, war zeitlich und räumlich desorientiert. Das ist, glaube ich, durch das Verhalten des Pflegepersonals noch verstärkt worden. Man hat dann nämlich die Arbeit, die er nicht verrichten konnte, als er krank war, übernommen, und auch als er wieder gesund war, weitergemacht. Man hat ihn einfach weiter gewaschen, ging ja auch schneller. Und dadurch hat er es quasi verlernt, sich selber zu waschen. Er hat einen großen Teil seiner Selbständigkeit einfach abgegeben. Die andere Sache, die zeitliche und räumliche Desorientierung, liegt auch darin begründet, daß er von uns keine Orientierungshilfen bekommen hat. Viele sind durch den monotonen Zeitablauf in ihrer zeitlichen Wahrnehmung gestört und das kann man ganz einfach beheben, indem man morgens sagt, ist ist soundsoviel Uhr. Das geschieht nicht, weil viele vom Pflegepersonal sich dessen nicht bewußt sind.

Angehörige Einige erhalten noch regelmäßig Besuch. Aber bei vielen scheinen die Kontakte vollständig abgebrochen. Oder die Verwandten kommen nur sehr unregelmäßig. Das führt zu Zuspitzungen, wenn kurzfristig Besuche wieder abgesagt werden. Dann sind die Patienten nur sehr schwer zu beruhigen. Sie klagen danach über Kopfschmerzen, so mußte etwa wegen dieser psychischen Belastung mal der Notarzt gerufen werden.

Einmal stand die Verwandte eines Patienten dabei, wie ich gerade einen Verband wechsele. Die sagte: „Ich habe keine Ahnung davon, ich könnte das nicht." Aber das ist Blödsinn, ich habe mir das ein-, zweimal zeigen lassen, und dann konnte ich das. Die hätte das auch gekonnt. Sie wollte es aber nicht.

Ärzte Von dem, was ich da mitgekriegt habe, ist das, was die Ärzte machen, Augenwischerei. Teilweise möchte ich so richtig dazwischenhauen. Ich habe mal mitgekriegt, daß ein Bewohner anfing zu weinen, wohl einen Gefühlsausbruch hatte – den Grund kannte ich nicht. Und der Arzt sagte sofort: „Ja, ja, alles klar. Schreiben Sie mal auf: 10 Tropfen Adusil." Gefühle zeigen ist eben nicht erlaubt. Was man dem Personal ankreiden könnte, ist, daß sie da nicht eingreifen, den Arzt als Respektsperson achten. Einmal hat einer einen Widerspruch gewagt, der bekam dann gleich zu hören: „Halten Sie den Mund, Sie sind doch gar nicht kompetent!"

Dem Ganzen steht ein Pfarrer vor

Am schlimmsten empfinde ich den Personalnotstand. Dabei sind die Pfleger und Pflegerinnen unwahrscheinlich bemüht, kommen sogar in ihrer Freizeit, um mit den Bewohnern schon mal zum Kaffeetrinken in die Stadt zu fahren. Aber normal sind eben für 40 Patienten zwei Pfleger, und da bleibt nur für das Allernötigste Zeit. Nachher ist man total erschossen und hat auch keinen Blick mehr für die Leute. Die Zeitpläne müssen geschafft werden, sonst geht alles durcheinander. Da ist eine Bewohnerin, die ißt sehr langsam. Dann kriegt die den Teller weggenommen, wenn die vorgesehene Essenszeit um ist, denn es müssen alle einheitlich ins Bett.

Ich würde nicht mein Leben lang als Pfleger arbeiten wollen. Wie die schon behandelt werden. Bei uns mußten die Schwestern einen Vertrag unterschreiben, daß sie zwar 50 Stunden in der Woche arbeiten, aber nur 40 bezahlt bekommen. Und keine traut sich, dagegen zu klagen. Aber entsprechend ist auch die Arbeitsmoral. Und die sehen dann, wie nebenan noch ein Bau hochgezogen wird, mit 30 Plätzen für „betreutes Wohnen". Da soll überhaupt kein zusätzliches Personal eingestellt werden, sondern die „Betreuung" soll auch noch vom jetzigen Personal mitgeleistet werden. Dem ganzen steht ein Pfarrer vor, da vermutet ja keiner etwas Arges. Dabei geht es dem doch allein um den Profit – er nennt es vielleicht nur anders.

Sparwahn Es werden nur die billigsten Seifen, die billigsten Windeln genommen. Neuanschaffungen werden – wenn überhaupt – nur nach ewigem Hin und Her vielleicht bewilligt. Die Bohnermaschine ist seit einem halben Jahr kaputt. Die Putzfrauen müssen sich ihre Schrubber selber mitbringen. Wir haben keinen Hebekran, um die Leute in die Wanne zu heben. Da sind einige 100-kg-Männer dabei. Es ist ein Wunder, daß beim Baden nicht schon schlimme Unglücke passiert sind.

„So haben wir es immer gemacht“

Man könnte das mit der Küche auch anders regeln. Gleitende Essenszeiten müßten doch irgendwie drin sein. Z.B. beim Frühstück. Da braucht man doch nichts warmhalten. Vorbereitet ist es schon. Man braucht nur den Speisesaal offen zu lassen, damit die Leute kommen und gehen können, wann sie wollen. Das Mittagessen kann man vorbereiten und kurz vor dem Mittagessen das Frühstück abräumen. Ich habe der Stationsschwester schon ein paar Mal diese Vorschläge gemacht. Aber die meint: „Das ist halt so. So wird es von oben vorgeschrieben. So haben wir es immer gemacht.“

„Was kann Omi Meier dafür, daß ich ausgenutzt werde?“

Kriegsdienst konnte ich absolut nicht mit meiner Einstellung vereinbaren, es gab für mich nur die Alternative Zivildienst oder Knast. Da habe ich mich der Einfachheit halber zum Zivildienst entschlossen und mir dann gedacht, wenn ich das schon machen muß, dann möchte ich auch etwas Sinnvolles machen, wo ich den Eindruck habe, daß ich jemandem helfen kann. Ich habe mir dann einen Platz in einem Altenheim ganz bei mir in der Nähe gesucht, und da schaffe ich jetzt schon seit zehn Monaten auf der Pflege. In dem Altenheim, in dem ich arbeite, ist die Personal-Situation noch relativ gut. Es ist so, daß die Leute wenigstens einmal am Tag eine Ganzwaschung kriegen und auch abends frischgemacht und untenrum noch einmal gewaschen werden. Anfänglich war sogar die Personalsituation völlig ausreichend, man hatte Zeit, mit den Leuten ein bißchen was zu machen, spazierenzugehen oder so. Zwischenzeitlich war es dann so, daß man die ganze Zeit durchgerödelt hat und keine Zeit mehr hatte, Zuwendung zu geben, teilweise wirklich so, da man die Leute eben wirklich eher ins Bett schmeißt, daß man sie geschwind abwäscht oder auch bei den Leuten die man füttern muß, das Essen quasi reinstopft.

? Warum ist das Personal denn da weggegangen? Du sagtest doch, am Anfang sei die Situation recht erfreulich gewesen.

Teilweise hatte es sicher persönliche Gründe, unsere Stationsleiterin z.B. hat aufgehört wegen Familie, weil sie einen besseren Job gehabt hat, weniger Arbeitszeit, geregelte Arbeitszeit, kein Wochenende und mehr Knete dafür. Natürlich wird man als Pfleger total mies bezahlt, die Arbeitssituation ist sehr belastend, Wochenendarbeit und unregelmäßige Arbeitszeit. Bei uns gibt es keinen Schichtdienst, sondern geteilte Arbeit. Zwei Leute „schichten", der Rest arbeitet normal mit, von sieben bis halb eins und dann von vier bis sieben oder acht. Dann kommt die Nachtwache von acht bis sieben.

?Wie groß ist die Station, wieviel Bewohner?

Die Pflegestation, das sind zwei Stationen, auf meiner sind 37 bis 38 Bewohner, auf der anderen noch mal elf bis zwölf, und 150 Bewohner im Altenheim, insgesamt etwa 200 Bewohner.

? Was spielt sich denn auf der Pflegestation ab ?

Der Tagesablauf ist so: Um sieben machen zwei Leute von der Besatzung Frühstück und die anderen holen schon mal jeder ein bis zwei Bewohner, je nachdem wieviel Zeit die in Anspruch nehmen, aus dem Bett, wäscht sie und zieht sie an. Das geht dann so etwa bis halb acht, dann wird das Frühstück ausgeteilt und, wo nötig, gefüttert. Dann ist für das Personal regulär eine halbe Stunde Pause, wo allerdings Bereitschaft ist und auch die Glocke geht. Danach wird damit weitergemacht, die Leute aus den Betten zu holen, waschen, anziehen, natürlich auch so Sachen wie Kubitus versorgen, die Männer rasieren, so Kleinigkeiten. . . Man muß natürlich bedenken, daß bei den alten Leuten die Abläufe viel, viel langsamer sind und daß man, wenn möglich, darauf achten sollte, daß die so viel wie möglich selber machen, sich selber waschen und daß das natürlich sehr viel Zeit in Anspruch nimmt.

Man braucht schon Disziplin, vor allem, wenn man nach der Uhr guckt und zwischendurch auch mal eine Zigarettenpause machen will. Es heißt, die Geduld zu bewahren, immer dieses gleiche Gerede anzuhören, immer noch geduldig zu bleiben, wenn die Leute zum 20sten Mal am Tag erzählen, sie wollen jetzt zur Mutter und wollen ihr auf dem Feld helfen oder wollen irgendwelche Kranken versorgen, was sie früher mal gemacht haben – das kann einem schon ganz schön auf die Nerven gehen.

?Wie war das in den ersten Tagen, als Dir die Dimension klar wurde, auf was Du Dich da eingelassen hast?

Es war bei mir so, daß ich schon ein halbes Jahr vorher einen Tag Probe garbeitet habe und da mit einem Zivi mitgelaufen bin. Er hat gewußt, auf was er mich da einstimmen mußte. Er hat mir gleich die härtesten Sachen gezeigt, das war damals eine Frau, die mich sehr beeindruckt hat; die war bettlägerig, völlig abgemagert, hatte einen ricsigen Kubitus am Gesäß und hat auch entsprechend übel gerochen, da ist mir schon schlecht geworden. Auch die ersten Eindrücke, wenn man eine Frau sieht, die die Alzheimersche Krankheit hat im sehr fortgeschrittenen Stadium und so aussieht, wie eine lebendig gewordene Horrorfigur aus irgendeinem Dracula-Film und die rumläuft und rumkrächzt, irre Laute von sich gibt. Das sind Eindrücke, die schon sehr prägen. Es fällt einem natürlich auch schwer, die Bewohner „untenrum“ zu waschen, also in die Intimsphäre einzugreifen. Es ist für die Bewohner, die neu ins Altenheim kommen oder auf die Pflegestation vielleicht sogar noch schlimmer als für uns Pfleger.

? Werden die Frauen denn vorher gefragt, ob sie das wollen ?

Im Grunde genommen ist das gar nicht möglich. In Fällen, wo eine Bewohnerin strikt sagt, sie will nicht, da versuchen wir es schon, aber es ist auch durchaus möglich, daß abends nur noch zwei oder drei Männer da sind, dann ist es einfach nicht anders möglich. Die Bewohnerinnen werden sich da wohl oder übel dran gewöhnen müssen, von einem Mann gerichtet zu werden.

? Hast Du das Gefühl, auch manche Pflegefälle könnten noch zuhause leben ?

Mit Sicherheit! Es gibt Leute auf der Pflegestation, die zumindest im Altenheim gut leben könnten, die sich selber versorgen könnten, denen man halt das Essen bringen oder mal hier oder da einen Handgriff machen müßte, aber die man eigentlich gar nicht waschen müßte oder so. Solche Menschen sind teilweise auf der Pflege, weil es eben unangenehme Typen sind, die im Altenheim zur Last fallen; sie werden abgeschoben auf die verschiedenen Pflegestationen.

? Was heißt denn unangenehm? Daß sie lästig sind ?

Die menschlich unangenehm sind, so Leute, die rumkommandieren, die ihr Leben lang nichts gearbeitet haben, die gewöhnt sind, bedient zu werden von vorne bis hinten.

? Wie siehst Du das denn, findest Du das richtig? Das ist ja praktisch eine Lebensstrafe, auf eine Pflegestation zu kommen ?

Natürlich finde ich es nicht richtig, es ist auch den Mitarbeitern der Pflegestationen gegenüber unfair, die haben es so schon schwer, aber ich meine, das ist nicht das größte Problem. Das größte Problem ist, mit den Bewohnern, die hilflos sind, die sich eigentlich nicht wehren können, umzugehen, denen noch ein bißchen Menschlichkeit zu geben. Eine Frau beispielsweise, die hat, als ich gekommen bin, nur aus Haut und Knochen bestanden, war total krank, ein Kubitus am Gesäß; sie war geistig noch völlig da, sie konnte sich nicht äußern, außer manchmal zu wimmern, wenn die Schmerzen zu schlimm wurden. Man hat es den Augen angesehen, daß sie völlig wach war und alles mitgekriegt hat, was man gesagt hat. Sie hat nur dafür gelebt, daß sie zweimal am Tag gewaschen wurde und unter höllischen Schmerzen mit einer Magensonde bedient wurde unter wirklich menschenunwürdigen Zuständen. Man hatte für diese Frau, weil man eben auch die anderen Bewohner richten mußte, nicht soviel Zeit, man konnte sich nicht mal eine halbe Stunde an ihr Bett setzen, ihre Hand halten, streicheln, ihr was vorlesen, das war nicht drin. Oder so Sachen, daß Leute, die verwirrt sind und aggressiv werden, die entweder in anderen Zimmern rumstöbern oder im extremen Fall auf andere Bewohner losgehen und da Schlägereien anfangen, daß die ruhiggestellt werden.

? Was heißt das, ruhiggestellt ?

Ruhigstellen heißt, daß sie mit Medikamenten vollgestopft werden. . .

? Könntest Du Dir auch noch andere Methoden vorstellen, diese Aggressivität abzubauen ?

Ja, ganz einfach: Man müßte sich mit den Leuten sehr viel mehr beschäftigen! Eine Stunde pro Tag reicht nicht. Man müßte mit den Leuten jeden Tag zwei Stunden irgendwo spazierengehen, daß sie eben auch körperlich ein bißchen erschöpft werden, nicht durch Medikamente.

? Vielleicht kann die Aggressivität ja auch aus den Lebensumständen, aus der Einsamkeit und der Perspektivlosigkeit, kommen ?

Ja, klar, unsere Station hat einen gewissen Krankenhauscharakter, die Leute wohnen in Zweier-Zimmern und können sich ihren Zimmergenossen nicht aussuchen. Da gibt es schon mal einigen Ärger und dann der tagtägliche monotone Ablauf: Morgens werden sie entweder vor oder nach dem Frühstück aus dem Bett geholt, werden angezogen, wenn sie noch einen eigenen Willen haben, dann fragt man sie vielleicht, was sie anziehen wollen, wenn sie dann nicht eine halbe Stunde vor dem Kleiderschrank stehen und es sich überlegen. Dann warten Sie, kriegen einen Sprudel vors Gesicht gestellt und ab und zu, wenn genug Zeit ist, kriegen sie sogar eine Zwischenmahlzeit, ... was eigentlich schon wichtig ist, vor allem für Diabetiker. Dann warten sie aufs Mittagessen. Nach dem Mittagessen werden sie noch einmal eine Stunde hingelegt, trockengelegt, schlafen eine Stunde, werden dann um halb zwei zum Kaffee rausgeholt, dann gibts eine Tasse Kaffee und ein Stück Kuchen, was mit der Zeit immer gleich schmeckt, auch das Mittagessen, weil es natürlich immer so weich gekocht wird, im Grunde schmeckt es immer gleich, egal was es ist. Abends gibt es dann um fünf Uhr Abendbrot, zwischen vier und fünf müssen wir es richten, Wäsche austeilen, die aus der Waschküche kommt und danach, also ab sechs fängt man dann schon wieder an, die Leute ins Bett zu packen, von sieben bis halb acht ist das dann abgeschlossen, da wird die Station ein bißchen saubergemacht...

?Dann sind alle im Bett?

Dann sind die meisten im Bett, bis auf ein paar, die von der Nachtwache gerichtet werden und ein paar, die sich selber richten, die bleiben dann auch noch länger auf, aber der Großteil wird schon zwischen sechs und sieben zu Bett gebracht.

?Also werden die zwölf Stunden schlafen, obwohl alte Leute nicht annähernd dieses Schlafbedürfnis haben?

Weiß ich gar nicht, schon möglich, ja. Wahrscheinlich auch eine Gewohnheitssache.

? Gibt es schon mal Proteste ?

Gewöhnlicherweise nicht. Es gibt halt immer die Fälle, daß abends jemand zu seinen Eltern will, oder was erledigen möchte. Es ist sehr oft so, daß die alten Leute irgendwie in ihre Kindheit zurückfallen, nochmal alles erleben und gar nicht richtig wahrnehmen, daß sie jetzt 90 Jahre alt sind. Es ist teilweise sehr schwierig, sie zu überreden, ins Bett zu gehen.

? Wie sehen das denn die Profis, Du hast doch ganz guten Kontakt zu ihnen. Was haben die für eine Einstellung zu ihrer Arbeit ?

Ich finde eigentlich, daß die hauptamtlichen Pfleger sehr viel härter mit den Leuten umgehen. Ich merke allerdings auch bei mir selber, daß eine gewisse Abstumpfung stattfindet. Ab und zu macht man es sich wieder klar, versucht dann, wieder menschlicher zu sein.

? Es gibt doch auch einen Grund, warum man das lernt, warum man diesen Beruf ergreift, oder ist das alles nur Not ?

Ich kann mir schon vorstellen, daß man das mit guten Vorsätzen anfängt und dann aber mit der Zeit abstumpft. Man hat auch wirklich teilweise das Gefühl, man arbeite nicht in einem Altenheim, sondern in einer Psychiatrie, weil die Leute wirklich völlig verwirrt sind und irgendwelchen, in unseren Augen, Unsinn erzählen, was natürlich für die Leute unheimlich wichtig ist, wo man unbedingt drauf eingehen sollte. Wenn man als Außenstehender das hört, denkt man, das ist irgendeine Phantasie von einem Chaoten, erklärt sie mehr oder weniger bewußt als blöd. Das ist natürlich sehr gefährlich.

? Und geht so auch mit ihnen um ?

Ja.

? Die Profi-Pfleger, mit denen ich ja auch schon viel gesprochen habe, die kritisieren gerade das bei den Zivis und sagen, daß die früheren Zivis da hartnäckiger waren und immer wieder auf Fehler hingewiesen haben. Diese Sachzwänge, das hast Du jetzt auch schon ein paarmal angesprochen, führen dahin zu sagen, wenn wir es anders machen würden, wäre natürlich ein ganz anderer Arbeitstag da. Wie könntest Du Dir denn vorstellen, wie diese Verwahrung von Menschen, die 90 Jahre alt werden und dann auch spleenig werden, wie die vonstatten gehen könnte. Was hättest Du nach Deinen Erfahrungen für Vorschläge ?

Ich denke, daß da schon von der Umgebung her einiges getan werden müßte, die Heime sehr viel persönlicher zu gestalten, weg vom Krankenhauscharakter, größere Gruppenräume, daß es gemütlich gemacht wird, mit Pflanzen und nicht alles grau oder kotzgrün, sondern wohnlich mit Bildern, die die Bewohner vielleicht selber gemacht haben. Daß vor allem mehr Personal da ist, das sich besser mit den Leuten beschäftigen kann. Und daß das Personal insgesamt besser ausgebildet ist, sich auskennt und weiß, was es da gerade an den alten Menschen veranstaltet.

? Wenn Du in zehn Monaten Deinen Dienst beendet hast, was behältst Du dann, nach Deinem heutigen Kenntnisstand, für ein Bild im Kopf von so einem Alten- und Pflegeheim ?

Einerseits bin ich sicher, wenn die Leute zuhause bleiben würden, würde es den meisten absolut nicht besser, sondern schlechter gehen: Die Leute im Heim werden so gut wie überhaupt nicht besucht; es gibt von den 38 Bewohnern auf meiner Station drei, die regelmäßig besucht werden, wo ich mir denken könnte, wenn jeden Tag ein Zivi kommt oder irgendwer käme, die Grundpflege machen und sie vielleicht füttern würde, daß die es zuhause besser hätten, in ihrer gewohnten Umgebung. Die meisten Bewohner werden überhaupt nicht besucht, die Angehörigen glauben, es sei damit getan, daß sie ein bis zwei Mal im Jahr kommen, sich mit dem Personal rumstreiten, weil sie von Tuten und Blasen keine Ahnung haben, aber meinen, sie müssen alles besser wissen... Ich bin sicher, daß es den Bewohnern bei uns noch besser geht, weil sie bei uns noch wenigstens gescheit versorgt werden. Andererseits ist es natürlich so, daß der Sinngehalt des Lebens in so einem Pflegeheim sehr reduziert ist. Leute, die geistig noch fit sind, die können schon noch irgendwas mit sich machen.

Für mich war auch die Erfahrung des Sterbens wichtig. Bei zwei Frauen war ich dabei in den letzten Minuten, die mir wirklich sehr nahe waren. Da war es äußerst schwicrig für mich. Das ist schon eine Erfahrung, die man sonst so schnell nicht macht...

? Wie gehst Du damit um? Wie kannst Du so etwas ausgleichen ?

Das ist sehr schwierig. Einmal ist eine Frau einfach auf den Boden gefallen, ich habe sie auf das nächste Bett gelegt, und sie hat dann ungefähr noch eine Viertelstunde gelebt und war vorher wirklich quietschfidel. Das war ein Tod, den ich sehr human und sehr schön fand, den ich jedem wünschen könnte... In dem Moment natürlich, wo ich bei ihr war und gesehen habe, jetzt geht es zu Ende, gleich sind die Augen zu, das war brutal hart für mich, auch weil ich die Frau sehr gern gemocht habe, das war eine richtig nette, alte Dame. Bei anderen Leuten ist es oft so, daß sie Wochen und Monate daliegen und sterben, bis sie es endlich schaffen und ihre Schmerzen und unendlichen Qualen vorbei sind. Der Tod selber ist eigentlich schon erholsam, die Zeit vorher ist eine unheimliche Belastung, wenn man da hineingeht und eigentlich weiß, wenn ich jetzt reingehe und mach, was eben notwendig ist, wenn ich sie wasche, wenn ich den Kubitus neu verbinde, daß ich sie dann nur quäle, wo man dann auch echt in Gewissenskonflikt kommt, wo man sich überlegt, soll ich jetzt weiterhin eine Nahrung verabreichen, wo alles drin ist, um Leben zu erhalten, das Vegetieren zu erhalten, wo man echt in Konflikte kommt. Man kann natürlich nicht so recht entscheiden, ich tu jetzt nichts mehr, ich beende ihr Leben, das kann man natürlich nicht...

? In der Belastung steckst Du dann tagtäglich ?

Mehr oder weniger schon, es gibt natürlich auch Zeiten, wo wenig und mehr Schwerkranke da sind.

? Diese Monate werden dein Leben prägen ?

Ich habe sehr viel erfahren, was ich bestimmt nicht vergessen werde. Die alte Generation kennenzulernen, wie die denken, wie die fühlen, das werde ich bestimmt nicht vergessen – ob es mich für mein Leben prägt, ich weiß es nicht.

? Eine letzte Frage noch: Es wird viel davon gesprochen, die Zivis verrichteten „zusätzliche Arbeit", doch in der Realität arbeiten sie daran, das Minimum an sozialen Diensten aufrechtzuerhalten. Wenn die Zivis in den Heimen nicht wären, wüßte man nicht, die Grundpflege zu sichern. Nach all den Erfahrungsberichten scheint mir das mittlerweile eine Tatsache zu sein. Wird der Idealismus der Zivis nicht in brutaler Weise ausgenutzt, um die Grenzen des Sozialstaats zu vertuschen ?

Wenn ich mir nur klarmachen würde, daß ich Zivi bin, daß ich in meinen Grundrechten beschnitten bin, daß ich ausgebeutet werde, daß ich eine billige Arbeitskraft bin, weil ich wirklich genau dasselbe mache, wie die hauptamtlichen Pflegekräfte dann würde ich jeden Tag mit einem Frust arbeiten. Ich versuche das, so weit wie möglich zu verdrängen und einfach eine gute Arbeit an den alten Menschen zu machen. Die können ja nun nichts für meine Situation. Wenn ich es so sehe, macht die Arbeit mir wirklich Spaß, und ich weiß, es ist etwas Sinnvolles und ich kann, wie es eben möglich ist, den Leuten helfen. Unsere ganze Situation, diese Obrigkeitshörigkeit und dieses Kuschen vor irgendwelchen dummen Chefs, das ist schon ein sehr unerträglicher Zustand. Aber, wie gesagt, dafür können die alten Leute nichts, jedenfalls würde ich es absurd finden, jetzt zu denken, die Oma Meier, die ist auch schuld daran, daß ich hier in solchen Verhältnissen Zivildienst machen muß – und mir geht es eben um die Oma Meiers, auch wenn ich weiß, daß mit meinem Idealismus in dieser Sache eiskalt spekuliert wird…

Wenn Bewohner Selbstmordabsichten äußern ...

Einmal ist eine alte Frau zu uns ins Heim gekommen. Sie hat vorher im Krankenhaus gelegen und ist so schwer pflegebedürftig geworden, daß sie nicht mehr allein zuhause leben konnte. Sie konnte sich nur unheimlich schwer in die neue Situation einfinden. Lebte nun in einem Doppelzimmer, hatte nicht mehr ihre vertraute Umgebung, war jetzt quasi nur noch eine Nummer unter vielen. Sie bekam starke Depressionen. Man hat das tagsüber gemerkt, aber man konnte nie auf die Frau eingehen. Wir „Zivis" machen z.T. einen Dienst außer der Reihe, der geht von halb zwei bis halb neun Uhr abends für die, die länger aufbleiben wollen. Ich hatte mal so einen Dienst, bin nach acht Uhr in ihr Zimmer gegangen, hab noch ein paar Unterlagen gebracht. Weil ich ja jetzt Zeit hatte und nichts mehr zu tun auf der ganzen Station, hab ich mich zu der Frau aufs Bett gesetzt und sie gefragt, was ich ihr denn Schönes bringen kann. Und da hat die Frau gesagt: „Freiheit." Sie sprach davon, daß sie es nicht verkraften kann, hier so ausgeschlossen zu sein von ihrer bisherigen Umwelt, überhaupt nicht wieder rauszukönnen aus dem Heim und meinte, daß sie am liebsten ihrem Leben ein Ende setzen möchte, weil sie nicht ertragen kann, daß wir auch tagsüber so oberflächlich mit ihr umgehen.

Daß die Leute so etwas loswerden, ist tagsüber und morgens nicht möglich. Man setzt sich zwar aufs Bett und fragt: Wie geht es Ihnen. Und wenn dann Probleme kommen, hat man ständig im Hinterkopf, daß man noch das und das zu tun hat und eigentlich keine Zeit hat. Wenn man tatsächlich Zeit hat, sich mit ihnen zu beschäftigen, dann kommen solche Dinge ganz stark. Ich war in der Situation mit der alten Frau total überfordert. Das ist mir bisher zweimal passiert, daß mir

Bewohner sagten, daß sie sich das Leben nehmen wollten. Wenn ich das den anderen Mitarbeitern erzähle, waren die genauso ratlos. Ich hab also niemanden, den ich in dieser Sache befragen könnte, der mir Stütze geben könnte, der sich das nicht nur anhört, sondern auch was zu sagen hat.

Zu wenig geschultes Personal

Ein Hauptmißstand ist der, daß die Leute durch die Größe der Institution in einer Isolation leben. Auf einem Flur mit 27 Bewohnern kann die eigene Persönlichkeit nicht mehr zum Tragen kommen, wie es in einer normalen Familie eigentlich wäre. Das Individuum geht dort unter. Das wird auch hervorgerufen durch die Zwei- und Dreibettzimmer. Die müßte man eigentlich auch abschaffen.

Die Krankheitsrate beim Personal ist erstaunlich hoch. Das ist ein derartiger Streß, daß viele Leute krank werden, einfach keine Widerstandskräfte mehr haben. Eine harmlose Schnupfenwelle läßt die Krankheitsrate sofort hochschnellen. Selbst wenn alle da sind, keiner krank ist und auch niemand Urlaub hat, ist es immer noch sehr streßig.

Außerdem arbeitet viel zu wenig geschultes Personal auf den Stationen. Als Zivi wird man zwar auch durch die Arbeit geschult. Aber die Tatsache, daß ich ohne Einführung ziemlich schnell in die Altenpflege gestoßen werde, finde ich schlecht.

Das hat Auswirkungen auf Verhaltensweisen, daß ich, wenn ich in ein Zimmer komme, das Gefühl habe, der ist hilfsbedürftig und auch dementsprechend mit ihm umgehe und ihm das Gefühl gebe, hilfsbedürftig zu sein. Das wird bestärkt durch das Vorleben der anderen Mitarbeiter. Es ist auch oft so, daß die anderen auf dieser Mitleidsschiene mit den Leuten umgehen. Ich glaube, wenn man eine richtige Einführung und auch eine richtige Auseinandersetzung mit dem, was einem da im Altenheim begegnet, vorher hätte, würde man dieses Mitleidsgetue vielleicht nicht so schnell annehmen. Das ist nämlich falsch: man darf nicht aus Mitleid mit den Leuten umgehen. Man soll ihnen eigentlich nicht die Dinge abnehmen, die sie noch selber tun können.

Vor Schmerzen wahnsinnig geworden

Wir hatten einen krebskranken Mann auf unserer Station, der wußte nicht, daß er Krebs hatte oder besser gesagt, es hatte ihm keiner gesagt. Und er hatte sehr starke Schmerzen. Obwohl wir diejenigen sind, die die Ärzte darauf aufmerksam machen, und sagen, der hat Schmerzen, der braucht was dagegen, ist das nicht in einer Art und Weise geschehen, die notwendig gewesen wäre, um ihn schmerzfrei sterben zu lassen. Es war klar, der stirbt in den nächsten Wochen und Monaten. Er hatte unsägliche Schmerzen, der ist bald wahnsinnig geworden. Der hat Schmerzmittel bekommen, die waren viel zu schwach, um seine Schmerzen lindern zu können. Niemand, wirklich niemand hat da Druck hinter gesetzt, dem ein schmerzfreies Sterben zu ermöglichen. Warum? Ich weiß es nicht. Ich kann mir nur denken, daß bei vielen Verantwortung abgeschoben wird, daß man sagt, der Arzt ist dafür zuständig. Warum der Arzt in diesem Falle nicht eingegriffen hat, kann ich mir auch nicht erklären. Ist meiner Meinung nach ein schlechter Arzt. Und natürlich ist auch das maßgebliche Pflegepersonal, die Schwestern, schlecht, weil die nicht immer wieder darauf aufmerksam machen. Irgendwann kommt der Punkt, an dem ich vielleicht auch selber aktiv werden muß, in Eigenverantwortung stärkere Schmerzmittel geben, auch wenn es der Arzt nicht verodnet hat.

Sie sind doch der Beste ...

Man merkt schon, daß die Bewohner nicht glücklich sind. Sie blühen nur auf, wenn ich komme. Ich finde es schon sehr traurig, daß sich dieSchwestern nicht darum bemühen, sich mal mit ihnen zu unterhalten und eigentlich nur die Arbeit sehen.

Ich kam von einem Lehrgang und hatte den Kopf voller neuer Ideen und nun richtig Lust drauf, sie auch zu verwirklichen. Das ist aber auf Mißfallen gestoßen. Ein Herr von unserer Station raucht nach dem Mittagsschlaf regelmäßig eine Zigarre und muß dafür in die Empfangshalle runter, da das Rauchen auf unserer Station verboten ist. Jedenfalls wollte der Mann plötzlich schon nach dem Mittagessen, wo er eigentlich normalerweise hingelegt wird, runter und eine rauchen. Ich bin halt mit ihm losgetigert, und mit ihm bis zum Aufzug gekommen. Da kam die Stationsschwester und fuhr den Mann an, was das denn wohl solle. Wenn das jeder machen wolle, käme man ja überhaupt nicht mehr zurande. Ich habe dazu nichts gesagt, habe nur danebengestanden und bin mit ihm dann doch runtergefahren. Er ist sowieso ein Typ, der sehr unzufrieden mit seiner Situation ist, unzufrieden über seine Abhängigkeit von den Schwestern. Mir fällt es danach schon schwer, mich mit den Schwestern in den Pausen hinzusetzen und eine zu rauchen oder Kaffee zu trinken.

Dann haben wir noch eine Frau, die durch die Schwestern so geprägt ist, daß sie ganz klein mit Hut ist. Sie hat regelrecht Angst vor den Schwestern und sagt mir immer: Sie sind doch der Beste, Sie sind doch der Benny. Dann komme ich auch in Konflikt. Das ist eine Frau, die sich in ihre Schmerzen einspinnt, mindestens fünfmal am Tag klingelt, nur noch sich selbst, nur noch ihre Schmerzen sieht. Die Schwestern sind dadurch natürlich genervt, ich selbst kann das auch nicht lange aushalten – nur, was die Schwestern nicht sehen oder nicht sehen wollen oder verdrängen: daß diese Beschwerden ganz andere Ursachen haben. Die Schwestern sehen nur die Arbeit und wollen sich nicht mit der Frau befassen, dazu haben die einfach keinen Bock. Sie spinnt sich in ihre Angst vor den Schwestern so ein, daß sie manchmal nicht mehr weiß, wo sie ist.

Kleine Schritte der Verbesserung

Abwehren konnte ich Frustrationen nur durch Verdrängen und indem ich mir gesagt habe: du kannst durch deine Anwesenheit wenigstens kleine Schritte der Verbesserung erreichen. Wenn du dich mit der alten Frau morgens unterhältst, freut die sich, viele sind unheimlich dankbar, wenn man morgens in ihr Zimmer kommt und sich Mühe mit deren Körperpflege gibt. Es geht allein schon darum, nicht völlig vor die Hunde zu gehen und total zu verzweifeln und sich zu sagen, ich hör jetzt damit auf. Es sind eben diese kleinen Schritte und Freuden, deretwegen ich noch weiter im Altenheim arbeite. Ich hab mir halt mit diesen kleinen Schritten geholfen. Auch die Tatsache, daß ich denke, daß ich die vielen Zustände, die vielen eingefahrenen Verhaltensmuster und Denkschemata bei dem Pflegepersonal nur dadurch ändern kann, daß ich dort arbeite.

Wenn ich zusammen mit jemandem einen Bewohner bade und dem behagt das nicht, daß man ihm die Ohren wäscht und mein Kollege wäscht ihm nun die Ohren mit aller Gewalt, dann kann ich das doch sagen, daß ich es nicht gut finde, daß er ihm die Ohren wäscht und daß er doch mal fragen solle, ob der Bewohner sich die nicht lieber selber waschen will. Oft ist es so, daß die Leute das wirklich lieber selber machen.

Diese Bemühungen haben auch Erfolg. So hat es bisher bei uns keine Mitarbeiterversammlungen gegeben, weder fürs ganze Haus noch für die Station. Aber ich finde, es ist wichtig, einmal im Monat sich zu treffen, wo man dann nicht nur organisatorische Probleme bespricht, sondern auch Pflegeprobleme besprechen kann. Ich habe die Pflegeleiterin irgendwann mal darauf angesprochen, ob man das nicht einführen kann und hab das auch begründet. Sie hat die Notwendigkeit eines regelmäßigen Mitarbeitertreffens auch eingesehen.

Mit den Bewohnern ins Theater

Bei uns im Haus gibt es schon Möglichkeiten, Abwechslung in den Alltag zu bringen: vormittags und nachmittags basteln, schwimmen, Gymnastik und Ergotherapie.

Ich sehe auch bei einem Fall, daß er Chancen hat, wieder aus dem Heim rauszukommen. Und zwar ist er im August gekommen, seine Frau ist kurz vorher gestorben, als 81jähriger Mann. Er ist physisch und psychisch total zusammengeklappt. Ist ins Krankenhaus gekommen, seine Tochter ist berufstätig, konnte sich nicht um ihn kümmern, so kam er also zu uns. Er hatte sich praktisch schon aufgegeben, er hat keinen Sinn mehr in seinem Leben gesehen. Er lag im Bett mit Dekubitus. Mit ihm war überhaupt nichts mehr anzufangen. Ich habe versucht, ihm beizubringen, daß er wieder selbständig ißt, daß er überhaupt ißt, daß er hier und da selbständig ein paar Handgriffe macht. So ganz allmählich macht er Fortschritte, kam wieder raus aus dem Bett. Allerdings auch nur auf mein Drängen hin. Er ist mittlerweile so fit, daß er sich fast wieder allein anzieht, sich fast allein ins Bett legen kann, also nur ein paar wenige Hilfestellungen braucht. Am letzten Wochenende war ich mit ihm und einigen anderen im Theater. Da habe ich gemerkt, wie die alle aufgeblüht sind – zu einer Zeit, wo sie normalerweise ins Bett gebracht werden. Wir fangen mit dem Zubett-Gehen kurz vor dem Abendessen an, so um viertel nach fünf. Bei dem Theaterbesuch hat man schon gemerkt, daß sowas viel zuwenig gemacht wird. Es war nicht meine Idee. Das kam von einer Schwester – erstaunlich genug, so ein Vorschlag von einer Schwester. Man hat an den Reaktionen der Schwestern von anderen Stationen gemerkt, daß sie es überhaupt nicht für möglich hielten, mit Bewohnern einer Pflegestation ins Theater zu gehen. Ich habe mich in dem Augenblick dann schon gefragt, wieso das so unvorstellbar erscheint. Wir gehen doch auch unseren Vergnügungen nach. Nur wird man im Heim in einen Rhythmus gepreßt, der keine individuelle Freiheit mehr läßt.

Pilze über den ganzen Körper verteilt

Ich habe mal einen Mann betreut, der einen Schlaganfall erlitten hat, halbseitig gelähmt war, und noch so etwas wie eine Allergie hatte. Nur wird gegen diese Allergie nicht viel getan. Er bekommt vom Arzt Salben aufgeschrieben, in kleinen Pöttchen, der ganze Körper muß damit eingerieben werden. Der Arzt sagt, er könne nicht mehr verschreiben, das würde zu teuer. Bedingt durch seinen Schlaganfall, kann der Mann nur eine Hand bewegen und versucht nun, den Juckreiz am ganzen Körper durch Kratzen zu lindern. Er liegt dann oft morgens blutig gekratzt. Diesem Mann wird nicht geholfen, indem man den Arzt wechselt und sagt, das geht doch so nicht weiter, ein anderer Arzt könnte vielleicht mal einen Allergietest oder so etwas ähnliches machen. Stattdessen wird der Mann mit einer „Sommerdecke“, so eine leichte Decke, die über den Körper gespannt wird, so zugedeckt, daß er sich nicht mehr kratzen kann. Der Juckreiz ist natürlich noch da. Diese Salben nützen alle nichts. Ihm stehen die Augen aus dem Kopf vor Schmerz bzw. vor Qual wegen dieses unerträglichen Juckreizes. Daß dieser Zustand nicht geändert wird, ist für mich unfaßbar. Ich habe schon mehrere Male darüber gesprochen, aber: nichts! Und man sieht ganz deutlich, daß sich sein Zustand immer mehr verschlechtert, er hat jetzt schon richtige Pilze über den ganzen Körper verteilt. Unglaublich! Auffällig ist auch, daß der Mann, wenn es was Warmes zu essen gibt, also mittags, das von sich schiebt. Statt daß man ihm dann irgendwas Kaltes gibt, wird ihm unverdrossen jeden Mittag ein Teller gebracht. Die Schwestern kümmern sich einfach nicht darum. Es wird ihm nichts zur Auswahl angeboten, noch nicht mal ein Butterbrot oder so. Die Schwestern sehen halt nur ihren Job.

Konkurrenzkampf im Speisesaal

Die ersten Tage waren schon ein Schock. Vor allem: gleich mit so vielen alten Leuten konfrontiert zu werden. Etwas schockierend fand ich zunächst auch die Zimmer. Jeder hat zwar sein eigenes Zimmer mit WC und Bad, aber die Einrichtung wirkte doch etwas primitiv auf mich. Tisch, Bett, Stuhl, Schrank. Eigentlich könnten sich die alten Leute auch noch gut selber was kochen, aber das geht bei uns nicht. Wir bieten ihnen zwar die Küche zur Benutzung an, aber es wird kein Gebrauch davon gemacht. Ich gaube, die Leute meinen, daß die Küche das Refugium der Schwestern sei und somit nicht zu ihrer Wohnung gehört. Man merkt schon, daß viele mit der Zeit unselbständiger werden. Es wird zuviel für sie gemacht. Es wird ihnen morgens, mittags und abends Essen gebracht. Jeder Tee wird ihnen gekocht.

Ich habe morgens 15 Leute zu versorgen, davon sind fünf Schwerstpflegefälle. Ich habe kaum Zeit für den einzelnen.

Ich wünsche mir, für manchen ungefähr eine dreiviertel Stunde Zeit zu haben. Aber dann wäre es so, daß andere dann warten müßten und eifersüchtig und ungeduldig werden. Überhaupt habe ich das Gefühl, daß die Leute da ihre Würde verlieren. Das merkt man besonders beim Mittagessen im Speisesaal, da zeigt sich der Konkurrenzkampf besonders deutlich. Es ist wie auf dem Hühnerhof mit einer bestimmten Hackordnung. Jeder will das größte Stück Brot, das größte Stück Fleisch. Das kommt bestimmt nicht daher, weil die Menschen so sind, sondern weil sie das da so gelernt haben, um überhaupt in so einem Heim bestehen zu können. Die Zwänge des Heimalltags zwingen die Menschen dazu, egozentrischer zu werden. Wenn andere alles für einen machen, dann verliert man automatisch sein Selbstwertgefühl und wird mißtrauisch.

„Tu mir was in den Kaffee!“

Als Hausmeister hab ich mehr Zeit und Gelegenheit, mich ein wenig um die Leute zu kümmern, als die, die auf den Stationen arbeiten. Mir ist aufgefallen, daß auch die Leute auf den Wohnstationen ziemlich vereinsamt sind.

Irgendwie verlieren sie offenbar das Gefühl für ihre Würde, sie laufen halbangezogen rum. Oder ich komme in ein Zimmer, klopfe vorher an. Allein dieses Anklopfen: Ich habe länger dafür gebraucht, bis mir bewußt wurde, daß ich wie alle anderen zum Teil auch nicht anklopfe. Es ist gang und gäbe, einfach so in die Zimmer reinzugehen. Mit der Zeit ist mir also aufgefallen, daß die Menschen in Heimen offenbar ihre Scham verlieren.

Ich komme in ein Zimmer rein, hab vorher angeklopft, kriege zur Antwort, „ja kommen sie ruhig herein.“ Und dann saß da eine alte Dame nur halbbekleidet, als ob es das Normalste von der Welt sei. Das Schamgefühl scheint ihnen genommen, das liegt aber auch an den Doppelzimmern.

Leute, die kaum oder gar nicht Besuch erhalten, bauen oft total ab. Die wollen dann oft nicht mehr, sagen, es ist alles beschissen, gibt mir nen Strick oder so.

Wie soll man auf so etwas reagieren als Zivi?

Wir haben z.B. einen Mann, der sehr krank ist. Der kriegt zwar noch ab und zu Besuch von seinem Sohn. Aber der labert mich dann jeden Abend voll, wenn er wieder Schmerzen hat. „Tu mir was in den Kaffee!" Auch wenn er mal klare Momente hat, dann sagt er, daß er das ernst meint. Ich antworte ihm dann: „Du, das Leben ist doch so schön!" Er hat vor einiger Zeit versucht, sich selber umzubringen.

Manche sollten besser Spulen wickeln

Personal gibts natürlich nicht genug. Sechs Pfleger für 40 zu Pflegende sind einfach zu wenig. Was mich schockiert, ist die Arbeitseinstellung vieler. Es sind manche dabei, die sollten besser Spulen wickeln gehen. Die gehören da nicht hin. Da kommen manche morgens hin und nehmen sich fest vor: Heute wasch ich nur zwei Leute. Oder das Einfühlungsvermögen fehlt auch häufig. Auf einer Station lebt eine alte Dame schon sehr lange. Nun ist ihre langjährige Mitbewohnerin gestorben. Für sie war das ein so großer Schock, daß sie die Gegenwart anderer alter Leute nicht ertragen kann, sie würde wahnsinnig, wenn sie mit fremden alten Leuten das Zimmer teilen müßte. Nun hatte eine junge Schwester die grandiose Idee, einfach irgendeinen anderen Bewohner in das

Zimmer zu setzen und dann die Tür abzuschließen. Sie wollte wohl so eine Art Extremsituation schaffen. Also das ist ja wie im Mittelalter, wo die Leute eingesperrt wurden.

Das kalt-profihafte Verhalten merkt man noch an einer anderen Sache. Bei uns sind die Schichtzeiten geändert worden, und das bedeutet, daß abends bis viertel vor neun und nicht mehr nur bis acht Uhr gearbeitet wird. Jetzt hat die Stationsschwester vor, das so zu drehen, daß die Leute nicht merken, daß abends bis viertel vor neun jemand da ist. Kurz: weiterhin wird um vier Uhr nachmittags angefangen, die Leute ins Bett zu bringen, damit die das bloß nicht merken, denn sonst könnten sie ja noch irgendwas wollen. Die letzte Dreiviertelstunde der Schicht sitzt man dann also nur rum. Oder ein anderes Beispiel: Ein paar Schwestern haben Betreuung gemacht und sind mit Bewohnern der Pflegestation ins Theater gegangen; es war das Ohnsorgtheater bei uns in der Nähe. Sie haben rumgefragt, wer denn mitmöchte. Es ist natürlich für alle viel Aufwand, sowohl für die Schwestern, die das dann nach Feierabend machen, als auch für die alten Leute, die normalerweise ja um acht Uhr schon längst im Bett liegen. Auf jeden Fall haben die das trotzalledem geplant, aber die Stationsschwester, von der ich schon erzählt hatte, war total dagegen. Sie meinte: „Ihr seid doch wahnsinnig, warum macht ihr denn so einen Scheiß. Fangt das gar nicht erst an." Aber die anderen haben sich nicht beirren lassen und haben das durchgezogen. Eine der Schwestern erzählte hinterher, daß sie so ein Erlebnis noch nie gehabt hätte. Die alten Leute hätten vor Freude geweint, daß sie das überhaupt noch einmal erleben können.

Auf die Nebenwirkungen kommt es an

Frank, Martin und Michael leisteten Zivildienst in der Pflegestation eines Altenheimes in Köln. Danach arbeiteten sie dort weiter – tageweise, als Aushilfen.

Auf diese Art und Weise hatten sie Gelegenheit, die Zustände in ihrem Arbeitsbereich über einen längeren Zeitraum mitzuverfolgen.

Die katastrophalen Zustände in diesem Heim veranlaßten die drei, sich an Trude Unruh zu wenden, in der Hoffnung, in ihr eine prominente Anklägerin zu finden. Frank, Martin und Michael wollen mit ihren Aussagen die Urheber der Übel – „die Mafia aus Heimleitung, Pflegedienstleitung und Ärzten" – an den Pranger stellen.

Frank: Es ist zum Beispiel die Sache mit dem Auspennen. Ob es nun am Personalmangel liegt oder ob es das Personal einfach nicht einsieht. Für die sind das keine Menschen, die da liegen, sondern Ware. Wenn die Bewohner einfachste Bedürfnisse äußern, die wirklich banalster Herkunft sind, dann geht das Pflegepersonal nicht nur aufgrund von Streß, sondern aus Unmenschlichkeit nicht darauf ein.

Was mich auch immer unheimlich geärgert hat, ist die Sache mit dem Trinken. Es ist sehr wichtig, daß die Leute viel trinken. Aber zwischendurch kriegen die nichts.

Als ich mal Gläser genommen habe, und dann den Leuten was zum Trinken besorgen wollte, bin ich total angemacht worden von der Küchenfrau, daß ich dann die Gläser gefälligst selber spülen soll. Die sind nicht bereit, irgendeinen Aufwand an Arbeit über das Minimum hinaus zu leisten. Das Trinken wird dreimal am Tag erledigt und damit fertig. Bei zweien oder dreien wird eine Einfuhrbilanz gemacht, d.h. auf einer Karteikarte dokumentiert, daß die auch zwischendurch etwas bekommen haben. Es wird genau nach Anordnung gearbeitet in diesem Haus und dementsprechend liegen da auch Leute, für die es keine Anweisungen gibt, eine Woche lang rum, bis sie nahezu ausgetrocknet sind und irgendein Arzt feststellt, wenn er mal vorbeikommt, daß da was gemacht werden muß. Ich denke, wenn jemand Altenpfleger ist, daß der sehen müßte, was da zu geschehen hat, wenn er in dem Zimmer arbeitet. Die Leute sehen aber nur, daß das geschieht, was angeordnet ist, und das ist nur das Allernotwendigste.

Michael: Dieses Haus steckt voll mit Menschen, die eigentlich in eine gerontopsychiatrische Abteilung gehörten. Die brauchen Pfleger, die auch psychologisch ein bißchen was drauf haben.

Die Menschen, die bei uns leben müssen, werden schlichtweg gefoltert. An diesen kleinen Stellen. Sie können sich nicht mehr äußern, auch dadurch, daß sie vollgestopft sind mit Psychopharmaka. Dazu kommt, daß die Leute nicht regelmäßig auf Toilette geführt werden, das hat zur Folge, daß die alle irgendwie naß sind. Die Regelmäßigkeit, die es da gibt, richtet sich nicht nach den Bedürfnissen der Alten. Nach dem Mittagessen müssen eben alle auf den Topf. Natürlich gibt es auch welche, die das Personal ständig mit dem Wunsch „quälen", zum Klo geführt zu werden. „Sie waren doch noch neulich" oder „Geh bloß nicht mit der Frau aufs Klo, die will das immer. Das muß der abgewöhnt werden." Das kriegt man dann zu hören.

Martin: Es gibt Nachtischentzug: Für Leute, die den Fraß nicht vollständig aufessen, wird der Nachtisch erst gar nicht dazu gestellt, sondern gesagt: „Erst ißt du alles auf, dann kriegst du Nachtisch." So geschehen zum Beispiel bei einer Frau, der man ein paar Tage später einen Diätplan aufgestellt hat, damit sie weniger ißt. Das sind einfach nur Erziehungsmaßnahmen, die das Personal selbstherrlich verfügt.

Frank: In diesem Haus wird nichts gemacht ohne den Arzt. Da war eine Situation, daß eine Frau schon ganz blau angelaufen war in der Nacht, aufgrund von Atemnot, und eigentlich hätte sofort der Notarzt kommen müssen. Trotzdem muß auch in solchen Situationen vorher Rücksprache mit dem Arzt gehalten werden. Der betreffende Arzt hielt mich fünf Minuten am Telefon hin, hat offensichtlich keine Lust zu kommen und fragt dann auch zweimal zurück: „Ja, was machen wir denn jetzt?" – Und ich sagte ihm dreimal: „Sie müssen jetzt kommen!!" Schließlich kommt er auch, ist gerade eine Sekunde da und sagt: „Notarzt". Soweit geht das mit der ärztlichen Absicherung.

Martin: Der Pflegestation zugeordnet ist die Versorgungsstation. Das ist so eine Art Wohnheim. Die rüstigen Alten leben da, versorgen sich meistens noch selber und brauchen nur wenig Hilfe. Aber bei uns ist es so, daß einige von denen daran gehindert werden, aus dem Heim rauszugehen. Meistens ist es so, daß der Portier, wenn so jemand an die Pforte kommt, in der Station anruft. Dann kommt ein Pfleger und holt den Betreffenden wieder ab. So geschehen bei einer Frau, die absolut nicht verstand, warum sie nicht rausdarf. Da standen auf einmal ein paar Leute um sie herum, unter anderen auch die damalige Stationsleitung, und redeten auf sie ein. Die Frau fühlte sich offenbar bedroht und hat um sich geschlagen. Da ist die Stationsleitung auf die Station zurückgegangen und hat total empört gesagt: „Die hat mich geschlagen. Die muß ruhig gestellt werden!“ Man hat den Arzt gerufen und ihm gesagt, daß diese Frau aggressiv sei und „was bekommen müsse“. Die Frau hat auch was bekommen. Und aufgrund solcher Sachen werden die Leute mit Psychopharmaka vollgepumpt. Auch mit den Neuen wird so verfahren: Leute, die die Situation nicht so ganz verstehen, die sich nicht wohlfühlen, meistens wieder rauswollen, weil sie es ja auch gewohnt sind, rauszugehen, wenn sie ein Bedürfnis danach haben. Und da habe ich erlebt, daß ein solcher Neuzugang über den Flur hin- und herging und schließlich zu mir sagte: „Ich gehe jetzt spazieren“. Er ging los und ich hinter ihm her. Und dann sagte man mir: „Er darf Dipiperon haben.“ Ich fragte: „Wieso?“ – “Ja, der darf das.“

Auf diese Art und Weise werden natürliche Bedürfnisse mit Medikamenten unterdrückt. Außerdem gibt es bei uns auch kein Personal, das mit ihm rausgehen könnte.

Michael: Es ist zum einen der katastrophale Personalmangel, aber auch die Einstellung meiner Kollegen, die einen großen Teil von Schuld an dieser Misere hat. Ich habe da ein Beispiel: Da lebt eine Frau, die möchte nur einmal in der Woche die Unterwäsche gewechselt bekommen. Die macht das seit achtzig Jahren so. Ich könnte gut damit leben, der nur einmal in der Woche die Unterwäsche zu wechseln. Und der wird nun die Unterhose zwanghaft ausgezogen, weil man das nicht möchte.

Martin: Eine Frage ist auch, wo eigentlich das Geld bleibt. Es sieht ganz danach aus, daß die mit Überschüssen arbeiten. Ich kenne ein anderes Heim, wo ganz anders gearbeitet wird, und die kriegen auch nicht mehr Geld. Bei uns wird überall gespart. Es gibt nicht genügend Pflegematerial. Es fehlt an den primitivsten Pflegemitteln, die Handtücher, die

Waschlappen sind unter aller Sau. Manchmal gibt es keine Waschlappen und wir waschen die Leute mit alten Bettüchern. Das Bettzeug ist löcherig und kaputt. Es gibt zum Beispiel viele Bewohner, die einen Katheter haben – auch deshalb, weil die Zeit fehlt, sie auf die Toilette zu bringen. Es ist ja auch sehr bequem mit einem Katheter. Und dann noch beim Essen, das einfach miserabel ist. Eingekauft wird nur das Billigste, das Billigste vom Billigsten, Sachen, die schon über dem Verfallsdatum sind. Das Schlechteste, was es überhaupt geben kann. Lieblos angerichtet, die Küchenfrau bestimmt, wer wieviel bekommt. Leute kriegen weniger, weil sie dick sind. Aber das Personal erkennt einfach nicht, warum die Leute dick sind. Weil sie vollgestopft werden mit Psychopharmaka, die aufschwemmen und Heißhunger verursachen. Wir konnten das genau beobachten bei einer Frau. Seitdem die Psychopharmaka kriegt, ist die einfach aufgequollen. Und diese Frau bekommt jetzt einfach weniger Essen, weil sie ja sonst zu dick wird. Man braucht kein Arzt zu sein, um zu erkennen, wie das Ursache-Wirkungs-Verhältnis ist. Wenn Leute mit Normalgewicht bei uns ankommen, dieses Medikament kriegen und dann binnen kurzem – man kann fast dabei zusehen – zunehmen. Ich habe das mal angesprochen und bekam zur Antwort, daß ich nicht kompetent sei und das dem Arzt überlassen müsse.

Für mich stellen Heimleitung, Ärzte und Pflegedienstleitung sowas wie eine Mafia dar. Die Heim- und Pflegedienstleitung kommen nicht ihrer Pflicht nach, bestimmten Ärzten einfach zu sagen, daß sie sich um eine Änderung ihrer Rezeptsätze bei den Krankenkassen kümmern müssen. Es gibt oft genug den Fall, daß ein Arzt nur einen Rollstuhl oder so pro Quartal verschreiben darf, und das reicht einfach nicht. Trotzdem arbeitet die Heimleitung mit solchen Ärzten weiter.

Frank: Eigentlich hätten sie in bestimmten Fällen schon längst Anzeige erstattet haben müssen. Konkreter Fall: Da ist eine Frau gefallen. Eine Frau, die häufig über Schmerzen klagt und das wohl nicht immer zu Recht. Wer einmal lügt, dem glaubt man nicht. Die sagte nun, daß ihr der Oberschenkel weh täte. Der Arzt diagnostiziert eine kleine Prellung, sagt: „Das geht vorbei, das können wir einreiben. Sie können durchaus aufstehen, sie brauchen nicht im Bett liegen zu bleiben." Die Frau klagt weiterhin über Schmerzen, will keinen Schritt mehr gehen. Da hat man natürlich gesagt, wie das da üblich ist: „Die Frau simuliert. Die spinnt, die muß raus aus dem Bett." Was ist rausgekommen? Als die vermeintliche Prellung nach zwei Wochen immer noch nicht besser war, hat man sich gesagt, daß man das ja wohl doch mal röntgen müsse. Die Frau hatte einen Oberschenkelhalsbruch. Das heißt, die Frau ist zwei Wochen lang vom Pflegepersonal gequält worden. Und diesem Arzt passiert überhaupt nichts. Ein anderer Fall mit demselben Arzt: Eine Frau hat dreißig Jahre lang Psychopharmaka bekommen, weil sie nervös war. Sie hat dann irgendwann mit den Medikamenten Probleme gekriegt und konnte nicht mehr richtig essen. Dieser Arzt bekam sie dann als Patientin und hat schlichtweg verordnet: „Setzen wir halt alles ab." Das war ein Absetzen von Medikamenten, die nachweislich süchtig machen und die diese Frau seit dreißig Jahren schluckte. Ein brutaler Entzug bei einer 83jährigen Frau, der es schon mit diesen Medikamenten schlecht ging. Innerhalb von zwei Wochen war diese Frau tot. Ein weiterer Fall, der erst vor zwei Wochen passiert ist: Zu diesem Arzt ist ein Bewohner in die Praxis gekommen und im dunklen Flur gestürzt. Der Arzt untersuchte ihn und diagnostizierte: „Nichts gebrochen." Der Mann aber, nachdem er eine Nacht vor Schmerzen nicht geschlafen hat, forderte: „Ich will ins Krankenhaus." Er hat es solange hartnäckig gefordert, bis ihm der Arzt schließlich eine Überweisung geschrieben hat. Im Krankenhaus stellten sie fest, daß drei Rippen gebrochen waren und zwei angebrochen. Der Mann hat dann von der Praxis des Arztes einen Blumenstrauß geschenkt bekommen. Und dieser Arzt, der läuft da einfach rum und macht eine Scheiße nach der anderen.

Martin: Einer Frau auf der Station ging es nicht gut, sie war unruhig, war zeitweise desorientiert und wollte immer raus. Sie bekam das Allheilmittel: Dipiperon. Auch als es ihr immer schlechter ging, bekam sie weiter die volle Dosis. Als sie schließlich starb, waren fast alle der Meinung: „Die ist zu Tode sediert (ruhiggestellt) worden." Als in der Endphase die Stationsleitung gefragt wurde, warum diese Frau weiterhin dieses Mittel bekommen müsse, wurde schlichtweg geantwortet: „Die kriegt das eben."

Als ich mal auf einer Wohnstation arbeitete, lernte ich eine Bewohnerin kennen, die insgesamt noch recht rüstig war, nur zeitweise ein wenig desorientiert. Sie machte noch viel selber, wusch sich, zog sich an. Es gab nur ein Problem mit ihr: Sie achtete nicht darauf, ob die Unterwäsche, die sie anzog, sauber war. Das hat wohl mal ihre Nichte überprüft und bemängelt. Ihre Kritik, daß sie nicht ordnungsgemäß versorgt würde, wurde sehr schnell beherzigt. Die Pflegeleitung hat zu mir gesagt, daß ich jeden Morgen bei ihr die Unterwäsche wechseln müsse. Bei einem erwachsenen, noch mündigen Menschen, der geistig meistens voll da war. Die Frau hat sich so vor mir geschämt, das war für sie so eine Erniedrigung. Eine Pflegerin sagte zu ihr: „Heben Sie den Rock hoch, wir wollen nachschauen, ob ihre Unterwäsche sauber ist." Ich als Zivi sollte das nun jeden Tag tun. Ich habe mich geweigert und zur Pflegerin gesagt: „Ich tue das nicht. Stellen Sie sich doch mal vor, ich komme zu Ihnen und gucke Ihnen in Ihrer Unterwäsche nach, ob die sauber ist."

Michael: Für jeden Bewohner wird eine Karte geführt, da wird alles Mögliche und Unmögliche, jede Schweinerei wird da eingetragen. Da steht dann: Fixieren auf ärztliche Anordnung. Das ist der absolute Hohn. Dabei wissen alle, daß das nicht richtig ist. Es darf nur auf richterliche Anordnung hin fixiert werden. Wenn man mit den Leuten darüber spricht, sagen die, du spinnst ja. Bei uns gibt's es viele Leute, in deren Karten sowas steht. Der Arzt hat überhaupt kein Recht, das anzuordnen. Ein Bettgitter ist Freiheitsberaubung. Wenn derjenige damit einverstanden ist, ist es eine andere Sache. Aber da sind Leute, die aus dem Bett rauswollen, die sich dadurch eingesperrt fühlen und manche klettern übers Gitter, brechen sich manchmal was dabei. Dann werden sie zusätzlich angekettet. Ich kenne noch zwei weitere Heime durch Praktika, bessere Heime offensichtlich, denn in keinem von denen habe ich soviele Bettgitter oben gesehen, soviel Katheter und soviel gefesselte Menschen. Mir kann keiner erzählen, daß das nötig ist.

Martin: Manchmal kapiere ich einfach nicht, daß Menschen so sein können. Ich kapiere nicht, daß Pfleger eine Frau, die schreit, anranzen: „Warum schreien Sie denn?" Auch ich finde den Streß oft unerträglich, aber deshalb habe ich mir ein Minimum an Empfindungen für das Leid anderer noch bewahrt. Die Frau schreit, weil sie sich allein fühlt. Weil sie sich nach jemanden sehnt, den sie drücken kann, dem sie einen Kuß geben kann. Ich bin zu der Frau reingegangen und habe mich mit ihr unterhalten. Es ist so peinlich, wenn man bedenkt, daß man sich mit einem Menschen nur fünf Minuten unterhält und der ist dann so dankbar, daß er einem fast die Füße küßt.

Psychopharmaka werden nicht als Neuroleptika (Mittel zur Behandlung psychischer Störungen) genutzt, sondern im Hinblick auf ihre Nebenwirkungen verschrieben: Senkung des

Blutdrucks, Ruhigstellung der Leute. Ein Neuroleptikum ist grundsätzlich nicht dazu da, Leute ruhigzustellen, sondern um zu therapieren. In diesem Heim werden Neuroleptika als Bedarfsmedikation eingesetzt, obwohl das medizinischen Grundsätzen widerspricht. Offiziell werden diese Medikamente „natürlich" zur Therapie von Neurosen eingesetzt. Ich kenne aber niemanden, dem dieses Zeugs geholfen hätte, sondern ich sehe nur, wie die Leute unter Nebenwirkungen leiden, wie sie nicht mehr laufen können, aus dem Mund sabbern, wie ihnen der Unterkiefer runterhängt, wie sie dadurch zunehmend verwirrter werden.

Ich konnte das an einem Mann beobachten. Das war jemand, der ins Heim kam und noch so fit war, daß er rausgehen durfte, aber mit der Zeit immer mehr abbaute. Ich habe dann erlebt, daß dieser Mensch den ganzen Tag damit zubrachte, von Wand zu Wand zu rennen und den Kopf gegen die Wand zu rammen. Er war wirklich total nervös und am Rande der Erschöpfung. Ich fragte die anderen, was mit ihm los sei. Dann hat man mir gesagt: „Der kriegt Dipiperon."

Ich habe nachgeguckt und gesehen, daß dieser Mann jeden Tag acht Dipiperon schlucken muß. Das ist wirklich eine Wahnsinnsdosis. Der Mann rannte wie ein Tier von Wand zu Wand. Es wurde nichts unternommen, der Mann lief tagelang so rum, fiel auch oft hin. Es wurde zwar schließlich gesagt, daß man mal den Arzt anrufen müßte, aber passiert ist letztendlich nichts.

Die Wirkung von diesem Zeug konnte man auch an einem anderen Fall hautnah miterleben. Ein Mann kam ins Heim, körperlich noch völlig in Ordnung. Weil er geistige Unregelmäßigkeiten zeigte, gab man ihm die besagten Psychopharmaka und zwar mehrere. Der Mann wurde bettlägerig. Es ging ihm zunehmend schlechter. Nach vier Wochen war er tot.

Frank: In hundert Prozent der Fälle guckt man sich den Menschen an, merkt, der fällt irgendwie aus der Rolle und verordnet ein Beruhigungsmittel. Niemanden scheint die Ursache für dieses „Aus-der-Rolle-Fallen“ zu interessieren. Nie fragt man sich, was könnte dem fehlen, was hat er für Bedürfnisse. Es wird immer nur gesagt: „Das geht so nicht, wie der sich verhält.“

Es ist sowieso eine Schweinerei von den Ärzten, solche Medikamente freizugeben mit den Worten: „Bei Bedarf.“ Das führt nämlich dazu, daß jeder vom Personal selbstherrlich entscheiden kann, ob und wieviel er seinem Opfer verabreichen will. Jeder, der da rumläuft und einen weißen Kittel anhat, kann also entscheiden, die Frau da hat geheult, also muß sie was kriegen. Diese Medikamente stehen auch zum freien Zugreifen auf offenen Regalen im Stationszimmer rum, obwohl die in einen abgeschlossenen Schrank gehörten. Merkwürdigerweise hat das die Heimaufsicht, die kürzlich da war, nicht beanstandet, wohl aber bemängelt, daß die Handtücher nicht sauber genug seien. Wenn sie den Kühlschrank aufmachen würden, würden sie sehen, daß das Insulin oder ähnliche Medikamente neben Lebensmitteln aufbewahrt werden. Das ist, soweit ich weiß, nicht zulässig. Medikamente müssen gesondert aufbewahrt werden wegen der Infektionsgefahr.

Martin: Die alten Menschen dort haben überhaupt keine Rechte mehr. Da ist zum Beispiel ein alter Herr, der starken Husten hat, weil er ein leidenschaftlicher Raucher war. Dem wird die Zigarette aus dem Mund genommen mit den Worten: „Sie bekommen die nächste erst in zwei Stunden wieder“ oder „Sie kriegen vor dem Mittagessen keine mehr.“ Da schädigt man auf der einen Seite die Menschen durch Wahnsinnsdosen von starken Beruhigungsmitteln, die abhängig und dick machen, und auf der anderen Seite verwehrt man einem alten Mann sein wahrscheinlich noch einziges und letztes Vergnügen mit dem Argument, es schade ihm. Es gibt auch für Altenpfleger und -pflegerinnen die Möglichkeit von Fortbildungsurlaub. Ich weiß, daß das anderen Heimen bekannt ist. Nur hier scheint es sowas nicht zu geben. Der Heimleiter ist auch verpflichtet, dafür zu sorgen, daß sein Personal solche Angebote nutzen kann. Unser Heimleiter weiß das offenbar auch und hat seine spezielle Form der Fortbildung entwickelt. Das heißt, er setzt sich hin und erzählt den Pflegekräften irgendwas. Und dann kann er also belegen, daß er seine Leute „fortgebildet" hat. In der Station arbeitete ein ehemaliger Zivildienstleistender, so wie wir auch später noch als Aushilfe. Der hatte den Tick, den Arzt spielen zu wollen und hat ohne irgendeine äußere Veranlassung an der Ferse einer Frau rumgeschnitten. Sie hatte dort durch das lange Liegen eine Nekrose bekommen. Das hat sich dann, glaube ich, entzündet. Als das rauskam, hat man zwar mit ihm gesprochen, hat ihn aber nicht rausgeworfen. Der durfte da weiterarbeiten.

Michael: Was mich auch empört: Die Leute können nicht regelmäßig aufs Klo geführt werden, weil zuwenig Personal da ist. Dadurch sitzen die Leute oft stundenlang eingekotet. Der Heimleiter wollte von dem Taschengeld der Leute Pflegeschaum kaufen, hat aber offenbar Schiß gekriegt. Nun kaufen wir von dem Geld große Flaschen Öl und versuchen, mit Papiertüchern das Ganze sauberzukriegen.

Die meisten können mit ihrem Taschengeld nichts mehr anfangen, alle Bedürfnisse sind bei ihnen abgetötet worden. Deshalb bestimmt dann auch irgendwer vom Pflegepersonal, was vom Geld eingekauft wird. Aber um die wesentlichen Dinge wird sich dabei nicht gekümmert: Viele der Bewohner haben nichts Vernünftiges mehr anzuziehen, niemand kümmert sich darum, für die Bewohner Kleidergeld zu beantragen und ihnen dann das, was sie wirklich brauchen, wie Unterwäsche, davon zu kaufen. Die Alten laufen bei uns rum wie die letzten

Penner. Da stört sich keiner dran. Aber in so Kinkerlitzchen sind sie riesig. Wenn mal so eine Aktion gestartet wird, geht die ABM-Kraft los und kauft irgendeinen Blödsinn: Parfüms, Duschbäder, Kettchen.

Die Pflegedienstleitung macht auch unheimliche Unterschiede bei der Behandlung von Selbstzahlern und denjenigen, für die das Sozialamt zahlt. Einer Frau, die Selbstzahlerin ist, hat man den Schrank voller Klamotten gekauft.

Martin: Die Art und Weise, wie dort mit den alten Menschen verfahren wird, ist für mich nichts anderes als Vergewaltigung. Das Pflegepersonal beklagt sich darüber, wenn ein Bewohner sich störrisch verhält oder schreit. Die machen sich nicht für eine Sekunde klar, wie es ist, wenn frühmorgens einer in dein Zimmer gestürzt kommt, Licht anmacht, dir ohne Worte die Bettdecke wegzieht und dir einen nassen Waschlappen ins Gesicht schleudert. Wenn ich eine Bewohnerin oder einen Bewohner wecke, spreche ich ihn an. Merke ich, daß er oder sie noch schlafen will, lasse ich ihn erstmal in Ruhe und gehe eine halbe Stunde später noch mal rein. Sage dann: „So, gleich gibt es Frühstück, wollen Sie aufstehen?“

Keiner ist dann störrisch oder schreit, sondern reagiert verständig und hilft mit.

Frank, Michael und Martin wollen dazu beitragen, daß die Zustände in diesem Heim menschlicher werden. Sie wollen, daß der verantwortungslose und fahrlässige Umgang mit Medikamenten aufhört, eine Pflege stattfindet, die diese Bezeichnung verdient und nicht zuletzt: eine unfähige Heim- und Pflegedienstleitung, die diese Zustände zulassen wenn nicht sogar hervorrufen, zur Rechenschaft gezogen werden.

Sie wollen dies, auch wenn sie dadurch Gefahr laufen, ihre Stellen zu verlieren.

Da muß man ja verrückt werden

Man kriegt teilweise richtigen „Brass"! Wenn die alten Menschen sich beschweren, wird noch weniger drauf geachtet, wird es teilweise abgehandelt mit einem gleichgültigen „Ach, laß man, wie wir das machen, ist das schon richtig. Der hat nicht viel zu sagen." Wenn die Alten sich beschweren, wird noch weniger drauf Rücksicht genommen als bei den Zivis. Die alten Menschen sind die letzten, auf die man hört.

Man kann natürlich nicht nur alles auf die Schwestern schieben. Es ist einfach zuwenig Personal da. Ich merk das manchmal auch. Man wird dann einfach so. Man verroht mit der Zeit. Ich kann einfach nicht überall hinrennen, zu jedem wegen seiner Extrawünsche. Man kommt mit der Zeit hinten und vorn nicht hin. Außerdem möchte man ja irgendwann mal wieder nach Hause. Ist ja auch ganz menschlich. Man will ja nicht rund um die Uhr arbeiten. Das müßte man aber, wenn man optimal arbeiten will.

Am Wochenende ist es oft so, daß nur zwei Schwestern und eine Praktikantin, die in der Küche arbeitet, da sind. Da gehen sie natürlich nicht zu jedem und fragen: „So, was willst du." Da wird einfach gesagt: „Wir haben keine Zeit." Das ist natürlich ein Zustand, wo die alten Leute dran kaputtgehen. Nur essen, morgens aufstehen, dann sich in den Aufenthaltsraum setzen und warten bis zum Essen. Dann kommen sie um halb zwölf ins Bett, um ein Uhr stehen sie auf, um zwei Uhr kriegen sie Kaffee. Danach kommen sie maximal zwei Stunden raus, da werden sie rumgefahren. Dann ist es vier. Um fünf Uhr gibt es Abendessen, ab sechs geht's wieder ins Bett. Das ist der Kreislauf. Da muß ja jeder verrückt werden. Ich würd's nicht aushalten.

So, wie es jetzt aussieht, ist keine vernünftige Betreuung machbar. Da gehen alle Leute dran ein, auch die Schwestern, es ist ja auch Streß, mit den Leuten tagtäglich umzugehen. Es ist halt eine andere Sache als im Büro zu arbeiten.

Zähne raus und rein ins Bett

In meinen Anfangszeiten als Zivildienstleistender sind soviele Ereignisse bei meiner Arbeit auf mich eingestürmt, daß ich einen regelrechten Schirm um mich aufbauen mußte, um das überhaupt zu überstehen. Es waren soviele Dinge, im Nachhinein betrachtet, solche Schläge für meine bisherige Erfahrung, daß ich da gar nicht hätte weiterarbeiten können, wenn ich das alles in meinem Bewußtsein aufgenommen hätte. So mußte ich zum Selbstschutz so einen Schirm aufbauen. Jetzt ist das anders. Jetzt lasse ich diese Dinge an mich ran, kann mich auch fürchterlich darüber aufregen. Da ist zum Beispiel eine Frau, die ist zeitweise verwirrt, aber noch nicht so verwirrt, daß sie nicht noch etwas anderes machen könnte. Die wird morgens zeitweise eingesperrt, also in den Aufenthaltsraum gebracht, dann kommt die auf einen Sitz und kriegt dann so ein Brett davor, damit sie nicht aufstehen kann. Die Frau könnte aber noch viel machen, die könnte sich noch beschäftigen. Die gehört nicht auf eine Pflegestation, weil sie kein Pflegefall ist. Das denken auch andere Leute, das mag nur keiner sagen.

Aber man kann so einen Pflegeplatz ja auch nicht immer sofort neu besetzen, so seh ich das. Dann gingen nämlich 2.000 Mark flöten ... Das alles habe ich dem Heimleiter erzählt. Der fühlte sich unheimlich angegriffen. Ich hab ihn dann auch gebeten, mal auf der Station mitzuarbeiten, um zu erfahren und zu erleben, wie das ist, diesen Dienst zu machen und zwar volle zwei Wochen lang. Er hat einfach gesagt, das würde ja nichts bringen, er hätte seine finanziellen Möglichkeiten bereits voll ausgeschöpft, und er hätte auf der Versammlung der Heimleiter sich vors Mikrophon gestellt und gesagt, es geht so nicht weiter, es müsse mehr Personal her. Das hat er mir gesagt, und damit war es für ihn vom Tisch und er konnte mir nur sagen: „Sie machen ja nur 20 Monate, sie können die Tage zählen. Aber was machen die vielen, die das ihr Leben lang machen?"

Ich fühlte mich insofern von ihm unverstanden, als ich ihn gar nicht angreifen wollte, sondern ihm nur bewußt machen, daß es so nicht weitergehen kann. Man muß sich bewußt machen, daß der Personalschlüssel total ausgeschöpft ist. Viele auf unserer Station sind Schwerstpflegefälle, aber innerhalb dieser Kategorie Schwerstpflegefall gibt es ja auch noch Abstufungen, und es wird die Zeit kommen, wo der Großteil dieser Schwerstpflegefälle noch viel schwerer pflegebedürftig sind, noch mehr Zeit in Anspruch nehmen, aber der Personalschlüssel ist ausgeschöpft. Wie sollen wir das jemals bewerkstelligen? Das kann überhaupt nicht gutgehen. Das wollte ich ihm bewußt machen. Ich wollte den Heimleiter auch fragen, ob wir uns nicht gemeinsam alle zusammentun können und überlegen, welche Möglichkeiten es gibt, als daß er nicht nur als Heimleiter auftritt, sondern daß wir, die Zivis, die Praktikanten, die Schwestern, die Pfleger, alle zusammen irgendwas machen, was unsere Probleme der Öffentlichkeit bewußt macht. Das wollte ich eigentlich erreichen, aber das hat er nicht akzeptieren können.

Er hat gesagt, das würde nichts bringen, und er würde schon alles Menschenmögliche tun. Das waren seine Worte. Ich glaube auch, daß er alles tut, was in seiner Macht steht. Aber er hat, dadurch bedingt, daß er nur Heimleiter ist, nicht dieses Bewußtsein und das schlechte Gewissen, das ich oft habe, wenn ich nach Hause gehe. Ich habe ein schlechtes Gewissen, weil ich am Abend mit nur einem weiteren Kollegen alle ins Bett gebracht habe und wußte, es ging mal wieder nach dem Hauruck-Verfahren. So, Zähne raus und rein ins Bett. Ich habe ein schlechtes Gewissen und er hat das nicht und deshalb kann die Forderung nach mehr Personal bei ihm auch nicht so vehement kommen.

Heruntergekommen durch Vereinsamung

Ich bin mit der Erwartung ins Altenheim gegangen, alte Leute geistig und körperlich wieder mobilisieren zu können, mit ihnen Spiele zu machen, zu basteln, ihnen was vorzulesen.

Ich hab in meinen ersten Tagen hier die Erfahrung machen müssen, daß alte Leute in Altenheimen schon derartig „zu" sind für äußere Einflüsse, dermaßen heruntergekommen, daß sie sowas überhaupt nicht annehmen können. Heruntergekommen durch Vereinsamung zu Hause und im Altenheim.

Das war für mich eine Erfahrung, die eine unheimliche Frustration bei mir ausgelöst hat. Du kannst nicht da hingehen und den Leuten helfen, daß es ihnen schlagartig oder über einen längeren Zeitraum besser geht.

Mir war allerdings nicht bewußt, wie es da aussieht, wie es da abläuft, daß es auch Schwerstpflegefälle und Bettlägerige gibt. Als ich ankam am ersten Tag und die erste Bettlägerige sah, starrte die an die Decke. Ich stellte mich vor, sagte: „Guten Tag. Ich bin der Benjamin." Als die Schwester sagt, du, das kann die gar nicht verstehen, war das schon mal der erste Schock und meine Anfangsvorstellungen waren ziemlich über'n Haufen geworfen. Dann wurde mir gesagt, daß ich nicht mal hier, mal da mit den Leuten mich beschäftigte, sondern daß ich voll in die Pflege miteinbezogen werde. Unsere Station hat 40 Bewohner, davon sind sechs Männer. Es wurde zu meiner Aufgabe, mich um diese Männer zu kümmern. Morgens von halb sieben bis um acht Uhr muß ich also diese sechs Männer waschen und anziehen. Zu Anfang hatte ich extreme Schwierigkeiten, mit der Zeit klarzukommen. Inzwischen habe ich mich mit der Situation abgefunden, obwohl es eine Tortur ist, für alle Beteiligten.

Das größte Problem in unserem Altenheim ist, neben den Zweibettzimmern, die absolute Gleichgültigkeit eines großen Teils des Pflegepersonals. Viele sollten wirklich besser in die Fabrik gehen, die sollten nichts mit Menschen zu tun haben.

Auch die Art von Betreuung finde ich zum Teil nicht so gut. Es wird von einigen viel Show gemacht mit den alten Leuten. Die veranstalten da wer weiß was fürn Zeug nach dem Motto: Guckt mal her, was hier alles mit den Alten gemacht wird, sind aber meistens die letzten, die sich mal zu jemandem ans Bett setzen würden. Dieser Aktivismus ist ja nun auch viel effektvoller als bei jemandem am Bett zu sitzen. Wer sieht das denn schon?

Überraschend viel Kalbfleisch

Das Essen? Ein Graus, will ich mal sagen. Die Sache ist die: Unser Koch ist an sich nur Metzger und hat sich durch Fortbildung sein Wissen angeeignet. Das Essen ist auf gar keinen Fall den körperlichen Bedürfnissen älterer Menschen angemessen. Das Essen, was als Diätessen produziert wird, ist selbst für mich schwer verdaulich, und ich bezeichne mich in der Beziehung als gesund. Es gibt oft Fleisch und zwar nicht besonders hochwertiges, das liegt ganz einfach daran, weil sehr wenig Geld für die Küche verbraucht werden soll. Dementsprechend werden sehr billige Materialien eingekauft, Sachen, die knapp am Verfallsdatum vorbei sind oder drüber hinaus. Es gab in der Zeit, in der die Hormonskandale ums Kalbfleisch stattfanden, sehr viel Kalbfleisch bei uns, weil es besonders billig war. Ich habe das beobachtet über Wochen hinweg: Jeden Sonntag gab es irgendein Kalbfleischgericht. Das war an sich früher nicht so, da gab es das vielleicht einmal in zwei Monaten oder so. Bei uns ist das Essen so, daß ich mich manchmal schäme, das den Leuten reinzustellen. Ich denk immer, was die essen, das sollte ich ja auch essen können. Ich hab mich des öfteren schon beschwert, nachdem etwa mal im Kompott ein Würmchen war oder so. Aber das nutzt ja nichts, denn die Vorgesetzten und auch der Heimleiter denken oft ziemlich kleinkariert. Es funktioniert nur nach dem Hierarchieprinzip bei uns. Ganz egal, was man für Vorschläge macht, es kommt nicht darauf an, ob die gut oder schlecht sind, sondern ob die von jemandem in der entsprechenden Position gemacht werden.

„Urlaub" in einem Pflegeheim

Ich habe es häufig erlebt, wie alte Menschen, die geistig und körperlich noch rüstig waren, innerhalb kürzester Zeit, wenige Wochen oder so, vollständig abbauen und richtig in sich zusammenfallen.

Erlebt habe ich es bei solchen, die von den Angehörigen in der Urlaubszeit in ein Pflegeheim gegeben worden sind. Ich vermute, daß in den Pflegeheimen aus Personalnot die Leute mit Medikamenten ruhiggestellt werden und auch sonst keine Betreuung stattfindet. Die Leute kommen zurück und sind oft nicht mehr wiederzuerkennen. Ich habe da einen Fall erlebt, die Frau war also wirklich sehr rüstig, sowohl körperlich als auch geistig. Ihre Angehörigen sind in Urlaub gefahren, sie ist in ein Langzeitpflegeheim gekommen für drei oder vier Wochen. Sie kam wieder und hat sich total verändert, konnte also nicht mehr allein laufen, geistig auch völlig verändert, man muß sogar sagen, völlig daneben. Man konnte vorher mit ihr richtig vernünftige Gespräche führen auf einem geistig sehr anspruchsvollen Niveau. Nach dem Heimaufenthalt war sie richtig verwirrt, konnte sich nur noch bruchstückhaft äußern. Nach einiger Zeit kam sie dann auch nicht mehr zu uns.

Bei einer anderen Frau, die zu uns kam, war es ähnlich. Sie saß zwar im Rollstuhl, ließ sich aber noch aktivieren, lief noch ein paar Schritte. Nach einem vierwöchigen Heimaufenthalt war nichts mehr mit ihr anzufangen.

Wenn der Stationspfleger ein Tänzchen wagt

Eine Frau spricht seit Jahren nur zehn Sätze. Als hätte sie nicht mehr gelernt. Aber wenn der Stationspfleger mal einen guten Tag hat und mit ihr tanzt, merkt man, wie sie sich erinnert und auch freut. Da wird eine Reserve erkennbar, die gefördert werden müßte. Wenn man sich intensiv um die Frau kümmern würde, käme schon eine Menge zum Vorschein. Es bliebe nicht bei den zehn Sätzen. Aber es ist eben keine Zeit, und so stumpft die Frau Woche für Woche ein wenig mehr ab.

Einigen der Frauen auf der Station kann man schon von weitem ansehen, daß sie erst im Heim „heimreif" wurden. Die könnten heute noch ein eigenständiges Leben „draußen" führen, wenn man sie fördern und unterstützen würde. Aber die bekommen keinen Besuch, sind den ganzen Tag mit sich allein – und wir haben keine Zeit, uns um sie zu kümmern.

Wenn wir eine zweite Schicht hätten, könnten die Leute auch länger schlafen. Auch die Essenszeiten könnten individueller gestaltet werden. Es beschwert sich zwar niemand von den Leuten, aber sie scheinen mir alle ziemlich abgestumpft. Da werden manche schon um drei Uhr nachts geweckt – das kann denen doch nicht recht sein. Aber für mehr Personal ist kein Geld da, heißt es.

„Die Leute werden einfach ins Bett gesteckt“

Mein Vater ist gestorben, als ich 13 war. Dadurch habe ich früh begriffen, was so ein Tod für eine Familie bedeutet. Für mich habe ich aus der Erfahrung gelernt, daß ich nicht zur Bundeswehr gehen konnte, um zu lernen, einen Menschen möglicherweise umzubringen, der vielleicht auch eine Familie hat. So war für mich die einzige Konsequenz Kriegsdienstverweigerung und Zivildienst. Weil meine Eltern relativ alt sind, hab ich gedacht, daß ich mit älteren Menschen recht gut umgehen kann. Und weil mein krebskranker Vater auch zuhause gepflegt wurde, habe ich gedacht, daß ich ganz gut pflegerische Tätigkeiten machen könnte und habe mir eine Stelle im Altenheim gesucht.

Für mich fängt es meistens um viertel vor sieben an. Das ist dann Frühdienst. Es gibt auch noch einen frühen Frühdienst. Der beginnt bereits um viertel vor sechs. Dann müssen bereits Leute aus den Betten geholt, gewaschen, angezogen werden etc. Ich finde das arg früh. Zuvor hat auch schon die Nachtschwester bereits ab halb fünf Leute aus den Betten geholt. Die können sich dann mit Kleidern zwar wieder ins Bett legen, aber ich finde, das ist auch nicht Sinn der Sache. Bis acht Uhr müssen alle Leute fertiggemacht sein. Gefrühstückt wird zwischen acht und neun. Vorher und nachher müssen sie zur Toilette. Den meisten wird eigentlich das Recht abgesprochen, selbst zu entscheiden, ob sie zur Toilette müssen oder nicht. Auch mit denen, die nicht wollen, habe ich zu gehen. Finde ich schrecklich. Nach dem Essen werden die bettlägrigen gewaschen, Bettwäsche gewechselt. Das zieht sich dann hin bis zum Mittagessen. Dann wieder das „Toiletten-Ritual“, ebenso vor und nach dem Kaffeetrinken am Nachmittag und dem Abendessen um sechs Uhr. Die schon früh fertig sind, werden schon um viertel nach sechs ins Bett gebracht. Wir haben zwar einen kleinen Saal zum Fernsehgucken. Doch die Leute werden einfach ins Bett gesteckt, es käme keiner auch nur auf die Idee, zu fragen, ob sie vielleicht noch ein bißchen aufbleiben möchten.

Das Personal ist arg knapp. Daran liegt es auch, daß die Leute so früh schon ins Bett müssen. Wir wollen auch um acht Uhr fertig sein und nach Hause. Und wir haben nur eine Nachtschwester für 80 Leute. Tagsüber ist auch nur eine Krankenschwester da. Der Rest setzt sich zusammen aus Aushilfskräften, Praktikanten/innen und Zivildienstleistenden.

Am ersten Tag bin ich mit der Krankenschwester mitgegangen, am zweiten mit dem dienstältesten Zivi. Am dritten Tag mußte ich schon so ziemlich selbständig alles machen. Die haben zwar gesagt, wenn ich was nicht wüßte, könnte ich fragen, aber dann wäre ich ja nur hin und hergerannt und hätte überhaupt nichts geschafft. Ich war also ziemlich auf mich allein gestellt. Da habe ich mich stark überfordert gefühlt. Kam ich da in ein Zimmer rein, sollte jemanden waschen und wußte gar nicht, wo ich anfangen sollte. Und ich kannte die Leute noch gar nicht so richtig. Ich wußte ja nicht, inwiefern sie jetzt verwirrt sind oder so ... Es hat dann alles ziemlich lange gedauert, weil die einfachsten Sachen nicht klappten, so habe ich etwa Unterhose und Strumpfhose in verkehrter Reihenfolge angezogen.

Das schockt mich an mir selber. Daß ich mir manchmal überlege, was ich jetzt gemacht habe, das kann doch nicht richtig sein. Nach zwei, drei Monaten ist man schon in diesem Trott, in dem man sich alles so einfach wie möglich macht. Z.B. mit den Leuten zur Toilette gehen. Da habe ich einen, der kann schreien so viel er will: „Nein, ich muß nicht, ich will nicht!"

Ich geh mit dem auf die Toilette anstatt ihn in Ruhe zu lassen.

Spaß macht mir nur, wenn ich einen füttere und mich dabei ein bißchen mit dem beschäftigen kann. Oder wenn wir mal abends ein bißchen eher fertig werden, und ich noch zu jemandem ins Zimmer gehen kann, um mich mit ihm zu unterhalten über die Vergangenheit und so. Da habe ich das Gefühl, das macht den Leuten so richtig Spaß, wenn noch jemand kommt und sich mit ihnen unterhält. Und das ist unabhängig davon, ob sie vewirrt sind oder nicht. Selbst ein verwirrter Mensch erzählt noch gerne was.

Aber sonst Spaß? Nein . . .

Geistig Behinderte „pflegen“ und „betreuen“ alte Menschen in einem „Modellheim“

Ich habe mich entschlossen, Zivildienst in einem Altenheim zu machen, einfach um da zu helfen, wo es eigentlich am ärgsten nottut. Entwicklungshilfe ist mit Abstand am notwendigsten, gleich danach kommt die Altenhilfe.

? Woher hattest Du den Eindruck oder die Information, daß es in den Altenheimen so schlimm ist?

Allein die Vorstellung, daß so ein Mensch allein in seinem Zimmer dahinleben muß, herausgerissen aus seinem ganzen normalen Leben, das mit Arbeit verbunden war.

? Was hast Du denn für eine Arbeitsstelle gefunden?

Das ist ein antroposophisches Altenheim.

? Und was ist da deine genaue Arbeit?

Ich bin in der Betreuungsabteilung. Es gibt eine Betreuungs- und eine Pflegeabteilung. Das Haus hat ungefähr 350 Heimbewohner mit Pflegeabteilung, auf jeder Pflegeabteilung sind ca. 30-40 Leute. Ich bin in der Betreuung, komme aber mit vielen Pflegefällen zusammen, weil die Pflegekapazität im Pflegebereich nicht mehr ausreicht, so daß wir Fälle zu uns bekommen. Außerdem werden Gäste betreut, die teilweise schwerstbehindert sind, also z.B. ein Mann, der querschnittsgelähmt ist. Er ist blind, kann nur noch reden und hören.

? Antroposophisch – das hört sich nach „Modellheim“ an...

Nein, kein Modell – aber es ist so eine Art Nobel-Altenheim – zumindest, was die Preise betrifft. Da werden horrende Zimmerpreise verlangt, z.B. für ein ein ganz normales Doppelzimmer 6.000 Mark. Und dann wird alles mögliche extra berechnet, wenn es eine Glühbirne ist, die lächerlichsten Kleinigkeiten.

? Etwa auch Deine Arbeit?

Natürlich. Da gibt es eine Frau, die bekam einmal am Tag die Beine eingerieben. Der ganze Aufwand betrug drei Minuten, dafür wurde eine Viertelstunde zum Pflegesatz angerechnet und zwar jeden Tag sechs Mark. Eine läppische Einreibung, wo ich geschwind reingehe, „Guten Tag“ sage, die Beine einreibe und wieder rausgehe.

? Aber Du verursachst doch keinerlei Kosten. Du wirst doch vom Bundesamt für Zivildienst bezahlt?

Ich kann doch nichts dagegen machen, wie die abrechnen.

? Sind da noch mehrere Zivis?

Ja, aber in dem Heim ist eine allgemeine Duckmäuser-Atmosphäre. Das betrifft nicht nur die Angestellten, also uns Zivis und die paar wenigen Gelernten oder „abgebrochenen“ Gelernten, sondern auch die Heimbewohner. Dort herrscht eine wahnsinnige Angst. Es sind schon Fälle vorgekommen, daß sich Heimbewohner organisiert oder einfach nur protestiert haben, und die wurden dann wirklich unter Druck gesetzt, kann man sagen.

? Aber haben nicht gerade die Antroposophen einen besonderen Anspruch an ihre Arbeit?

Nach außen hin sieht es anders aus als ein normales Altenheim: Die Dächer sehen aus wie Iglus, aber die Hauptbauten sind drei stinknormale Billigbetonbauten. Dann der wunderschöne Park, das ist wirklich eine Augenweide. Innen aber, von der Heimleitung her, ist von der Antroposophie nichts zu spüren. Die Entscheidungen, die da getroffen werden, sind alles andere als human und haben mit Antroposophie nicht das Geringste zu tun. Alles soll sich ja auf den Menschen ausrichten, der Mensch ist der Maßstab aller Dinge.

Das steht in krassem Gegensatz zu dem, wie es da real aussieht. Da wird an Geschirr gespart und wenn man irgendetwas sagt, dann kommt die Heimleitung mit einem Rechnungsbuch her und zeigt, daß alles da sein muß. Die Küche beklagt sich, die Betreuung beklagt sich, daß nichts da ist, aber wie gesagt, es ist alles fruchtlos, weil es rein rechnerisch da sein muß. Weil es nicht anders in den Griff zu kriegen ist, kam die Anordnung von oben, wir sollen, wenn jemand sein Essen nicht gleich ißt, oder nicht alles schafft, es in die Gefäße der Heimbewohner umfüllen, was in meinen Augen eine völlig praxisfremde Anweisung ist, denn da gibt es Leute, die haben kein eigenes Geschirr, warum auch? Dann gibt es Leute, die einfach später essen wollen, die können nicht früher essen. Dann gibt es Leute, die müssen es wirklich verteilen über den ganzen Tag und müssen sich das aufbewahren. Ich selber empfinde es als wahnsinnig inhuman, wenn ich jemanden das Essen vor der Schnauze wegziehen muß, um an Geschirr zu kommen, weil sonst am nächsten Tag kein Geschirr da ist.

? Wie lange bist Du jetzt in dem Heim ?

In dem Heim bin ich jetzt im siebten Monat. Als ich gekommen bin, waren acht Leute krank und fünf Leute waren da, pro Schicht. Wir haben 50 bis 60 Mittagessen und dann werden ca. 30 Leute näher betreut. Zehn Leute werden ziemlich intensiv betreut, mit Windeln wechseln usw. Dann sind ein bis zwei Schwerstpflegefälle dabei. Also das Personal hat hinten und vorne nicht gereicht. Nach 2 Monaten war ich völlig kaputt und erst einmal krank. Mittlerweile ist es so, daß durch die Einstellung von ein paar geistig Behinderten – eine davon wird vom Sozialamt finanziert – die uns praktisch sogar noch zur Last fallen, die Arbeitssituation noch schlimmer geworden ist.

? Was ist das? Geistig Behinderte in der Betreuung alter Menschen ?

Da ist ein Mädchen, die ist höchst nervös, zuckt am ganzen Körper. Wahrscheinlich hat das auch finanzielle Gründe, daß die eingestellt worden ist. Ein hochnervöses Mädchen hat bei uns absolut nichts zu suchen, da der Streß kolossal groß ist. Es ist wirklich schon fast Mord, so ein Mädchen in so eine Arbeit reinzustecken.

? Was tut die denn da ?

Das gleiche wie jeder! Sie wird auch zum Windeln und sogar zum Waschen reingeschickt. Das ist eine unheimliche Überforderung für das Mädchen.

? Aber wahrscheinlich nicht nur für das Mädchen, sondern für alle, die da arbeiten ?

Ja, für uns natürlich auch, weil sie die Sachen nicht richtig macht und wir müssen dann hoch und nochmal nach allem schauen.

Du sagtest auch, wenn ich das jetzt richtig verstanden habe, daß da auch relativ wenig ausgebildete Kräfte sind ?

Die Schichtleitung ist eine „abgebrochene" Krankenschwester und sonst hat momentan in meiner Schicht keiner eine Ausbildung. Wir haben eine geistig Behinderte, die ist praktisch zurückgeblieben auf irgendeiner Kindheitsstufe... Dann haben wir eine andere, mit der man nichts anfangen kann, die ist schon sehr unmotiviert hergekommen, ist auch seelisch gestört. Mittlerweile ist nichts mehr mit ihr anzufangen, sie kommt zu spät zum Dienst und hat schon einen Kreislaufkollaps gehabt. In ihrer Freizeit überfordert sie sich auch maßlos, weil sie irgendwo den Streß abbauen muß, da steigt sie in irgendeine Aktivität rein, um abschalten zu können, das ist ein Teufelskreislauf. In der anderen Schicht ist dann die, von der ich schon gesprochen habe, eine total Übernervöse und dann ist da noch eine, die ist schon ziemlich intelligent, aber sehr kindlich in ihrem Verhalten, der kann man schon wirklich Arbeiten aufgeben, aber ist trotzdem vom Geist her irgendwie gestört.

? Wie kommen die an das Personal heran, wie ist das möglich ?

Die eine ist vom Arbeitsamt vermittelt und wird auch vollkommen vom Arbeitsamt bezahlt. Bei den anderen habe ich den Verdacht, daß die aus irgendeiner Einrichtung kommen.

? Steckt das vielleicht in dem Ansatz der Antroposophen, daß die sagen, sie wollen geistig Behinderte in solchen Einrichtungen einsetzen ?

Absolut nicht, es ist wirklich nur eine Sparmaßnahme.

? Man kann doch nicht geistig behinderte Menschen darauf ansetzen, Alte zu pflegen? Wie kommen sich die Alten vor ?

Was glaubst Du, was ich da zu hören bekommen habe, als das noch neu war. Angefangen hat es mit einer geistig Behinderten und jetzt haben wir schon vier. Die Leute haben Angst von solchen Leuten betreut zu werden.

? Personalkosten machen 70 Prozent der Betriebskosten eines Pflegeheims aus. Wenn die dabei so kraß sparen, wie lassen sich denn aus Deiner Sicht die hohen Preise rechtfertigen ?

Überhaupt nicht. Die machen wahnsinnig viel Geld. Was da gespart wird, ist kolossal. Da wird sogar am Pflegematerial gespart; es ist nicht einmal ein Händedesinfektionsmittel in jedem Zimmer, wo die Windeln gewechselt werden. Es heißt dann, „Du kannst ja zurück ins Betreuungszimmer gehen und Dir da die Hände waschen." Das ist aber praxisfern, wie alle Anweisungen „von oben". Ich kann nicht jedesmal zu jemandem hingehen und dann wieder zurück, dann langt die Zeit vorne und hinten nicht. Ich laufe am Tag fünf bis acht Kilometer, wenn ich da nicht die kürzesten Wege nehme, kann ich es nicht schaffen.

? Hast Du Dich schon beschwert ?

Wenn man irgendwas sagt, was die Heimbewohner betrifft, dann stößt man überall auf den gleichen Widerstand, weil alle der gleichen Meinung sind: Die Pflege ist ausreichend, basta! Man müßte zur Anthroposophischen Gesellschaft, so auf höchster Ebene, und denen das erzählen, wie hier dieser herrliche Gedanke von dem Steiner vor die Hunde geht und ins Gegenteil verkehrt wird, aber da traut sich ja keiner hin …

Wetten, wer als nächste stirbt

Auf der Gerontologie – also zwischen den geistig verwirrten alten Menschen – leben auch einige Körperbehinderte. Die sind kaum mehr als 40 Jahre alt und geistig voll da. Die Schwestern auf der Station spannen die richtig in ihre Arbeit ein: Essen austeilen, Müll wegbringen, Einkaufen etc. Ich frag mich nur, was die eigentlich da sollen, bei den desorientierten alten Menschen. Das ist doch der helle Wahnsinn, wobei ich ja froh bin, daß die da sind. Da kann ich wenigstens manchmal ein vernünftiges Wort wechseln.

Aber auch die völlig Desorientierten leben sichtlich auf, wenn sie nach draußen kommen. Eine, die nie einen zusammenhängenden Satz spricht, sagt „schön“ und „Rosen“, wenn ich sie im Park umherfahre. Wenn man sich nur ein bißchen um die Leute kümmert, sind die sofort ausgeglichener. Dann ist es auch wesentlich leichter, mit ihnen umzugehen: Man braucht weniger Personal zur reinen Betreuung.

Auf unserer Station dösen die Leute den ganzen Tag vor sich hin. Es herrscht eine fast schon gespenstische Stille, obwohl überall Alte sitzen. Aber sie reden kein Wort. An Beschäftigungsmöglichkeiten stehen eine Puppe und ein paar Bauklötze zur Verfügung. Eine Frau spielt manchmal mit den Klötzen, lacht jedesmal laut auf, wenn sie umfallen. Dieser helle Aufschrei zerfetzt dann die Stille, und ich weiß nicht, ob ich heulen oder lachen soll. Das Entsetzliche für mich ist: Die Frau war mal Lehrerin.

Es gibt unter dem Personal eine „Hit-Liste“, wer als nächster von den Bewohnern stirbt. Da laufen richtige Wetten, und darüber war ich sehr entsetzt. Einer, die auf Nummer eins stand, habe ich noch 14 Tage lang das Essen gebracht und mußte dabei immer denken: Die ist als nächste fällig. Ich fand das widerlich.

„Es geht nicht, daß er einfach liegenbleibt!"

Die Neuzugänge reagieren auf ihre neue Bleibe sehr unterschiedlich. Einige ziehen sich völlig in sich selbst zurück, sind gar nicht ansprechbar. Andere reden sich ein, nur auf Besuch zu sein, fragen abend für abend, wann sie denn nun abgeholt würden, sie müßten doch zu Hause sein, wenn es dunkel wird. Irgendwann fahre doch der letzte Bus. Man kommt sich so verlogen vor, wenn man dann sagen muß: „Das ist doch hier ihr neues Zuhause." Dabei können diese Stationen wirklich kein Zuhause sein.

Sobald ein Bewohner ins Heim kommt, ist es mit seiner individuellen Lebensführung zu Ende. Das Bett ist nicht mehr sein eigenes, was ihm bleibt ist vielleicht noch ein Paar Schuhe und ein Paar Pantoffeln. Das Zimmer ist rein funktional eingerichtet: Wandschrank, Nachttisch, an den Decken Neon-Licht. Ich frage mich oft, wie jemand, der aus dem eigenen Haushalt kommt, den Schock überwindet, schlagartig seiner persönlichen Neigungen und Fähigkeiten beraubt zu sein.

Einmal bin ich so um halb sieben in der Frühe zu einem Mann reingekommen. Der hat zu mir gesagt, er möchte nicht aufstehen, er fühle sich nicht so gut und wolle auch nicht frühstücken. Da hab ich mir gesagt, will er halt nicht und bin wieder rausgegangen. Draußen treffe ich auf eine Schwester. „Ist er schon aus dem Bett?" „Nee, er will heute nicht." Da ist sie rein, hat ihm die Decke weggezogen und gesagt, das gibts nicht, daß Sie kein Frühstück wollen. Hat ihn ins Badezimmer geschleift und mit kaltem Wasser gewaschen und dann zum Frühstück gebracht. Ich fand das gar nicht richtig und habe auch dagegen protestiert. Aber sie hat gesagt: „Das geht einfach nicht, daß er liegenbleibt. Er muß frühstücken!" – „Warum?" – „Das ist halt so!"

Wenn man sich zumindest bemüht, ein wenig mit den Bewohnern zu sprechen, kommt man schon in Verdacht, faul zu sein oder sich von der eigentlichen Arbeit drücken zu wollen. Dabei ist es total anstrengend, sich intensiv mit den alten Menschen zu befassen und ihr Vertrauen zu gewinnen.

Aus dem Tagebuch eines Zivildienstleistenden

Das Abendessen war gerichtet und ausgeteilt worden – die Uhr zeigte kurz nach 18 Uhr und ich mußte wie jeden Abend damit beginnen, die Bewohner ins Bett zu bringen.

Auch Frau S. gehörte zu denjenigen, die über Jahre hinweg ihrer Selbständigkeit enthoben worden war und nun hilfslos vor dem Bett stand: Eine über 90jährige Frau, die auf dem Land groß- und altgeworden war, die in ihrem langen Leben niemals ihrer Arbeit, geschweige denn ihrem Dorf hatte entfliehen können, die erbärmliche und harte Zeiten durchgemacht hatte und nun weiß Gott an ihren Lebensabend mehr verdient hatte, als auf einem von der Gesellschaft als Alibi errichteten Abstellgleis ihre letzten Jahre zu verbringen.

Trotzdem war Frau S. ein heiterer, natürlicher Mensch geblieben.

Ihre offenherzige und direkte Art erheiterte uns oft. Dadurch, daß sie so war, dauerte es nicht lange und wir hatten eine enges freundschaftliches Verhältnis.

Meine enge Freundschaft zu ihr zeichnete sich durch Umarmungen und schweigsames Beisammensein in ihrem Zimmer aus. Sie genoß es – mir tat es auch gut.

Nach all den Vorbereitungen, dem Aus- und Anziehen stand sie nun im Nachthemd vor mir und wartete auf meine Anweisung: „So, Anna, jetzt leg schde do ins Bett nei!“ – „In des Bett do?“ – „Ha, in welches schonsch?“ – „Ha, wend moinsch. . .“ Daraufhin drehte sie sich um, kletterte mit ihrem etwas korpulenten Körper, ein Taschentuch haltend, ins Bett. Ich bewunderte jedesmal ihre beachtliche Vitalität, mit der sie dies tat. Zwar ging sie zu Bett in dem Glauben, daß sie noch vor einer Stunde ihre Hühner gefüttert hat und der Hühnerstall hinterm Gebäude sei und sie bei Morgengrauen auch wieder zu ihnen gehen muß.

Nach vermeintlich mühevollen Hineinklettern lag sie fast immer in der gleichen Position, wartete darauf, zugedeckt zu werden und begann danach ihre Verwunderung darüber zu äußern, daß ich nicht zu ihr nicht ins Bett komme. „Ha, willsch ned a reilige, do isch noch gnug Platz für uns zwoi, kom lig zuma rei!" Bei der ersten Konfrontation mit derartigen Einladungen versuchte ich mich noch herauszureden, doch mit der Zeit verstand ich diese Einladung als sehnlichen Wunsch nach menschlicher Nähe, Zuneigung, Zärtlichkeit – ja Liebe!! Ich begriff, daß meine eigenen emotionalen Probleme im Verhältnis zur gegenwärtigen Lebenslage dieser Frau klein und nichtig waren. Ich war glücklicherweise jung, stand zwar an dem schwierigen Anfang meines Lebens, konnte aber noch unendlich viel Hoffnung und Zuversicht schöpfen. Sie, die ein Leben gelebt hatte, sie, die sehr alt war und in absehbarer Zeit sterben würde, klagte über die gleichen unerfüllten Wünsche wie ich. Der Unterschied lag nur zu deutlich vor mir: Sie hatte in keiner Hinsicht mehr einen Schimmer der Erfüllung ihrer Bedürnisse. Wie konnte man damit nur zurechtkommen? Gibt es denn ein freiwillig enthaltsames Alter, kann man sich jemals seines Menschseins, seiner Bedürfnisse entziehen? Und falls nicht – wie aussichtslos erscheint mir dann das Alter...

Diese Gedanken und mein Mitgefühl brachten mich eines Abends zu dem Entschluß, mich nicht mehr geschickt herauszureden, sondern in den Dialog einzusteigen: „... do lig zuma rei!" – „Ha, solle des wirklich mache?" – „Ha, warum ned?" – Ich schlug die Bettdecke zurück und legte mich mit Kleidern und Schuhen zu ihr. Wir drückten uns kräftig, sie fing zu lächeln an und genoß sichtlich diese kurzen Augenblicke, die auch an den folgenden Abenden – sofern es sich zeitlich ergab – als „Betthupferl" sozusagen das abendliche Zubettgeh-Ritual abschlossen.

Auch mir war diese Wärme und Nähe ein kleines, notdürftiges Balsam, doch blieb der bittere Nachgeschmack von trostloser Aussichtslosigkeit im Alter in mir haften.

Schwatzen, Händchen halten und dafür Honorar verlangen

Wenn ich mich in die Leute reinversetze, die da liegen, die können meist nicht mehr sprechen oder nehmen ihre Umwelt kaum noch wahr. Und ich hab in letzter Zeit immer versucht, gerade bewußt auf die Leute zuzugehen, wenn ich Zeit hatte. Ich hab mir einfach die Zeit genommen, während die anderen ihre Zigarette geraucht haben. Dabei hatte ich schon das Gefühl, daß sie sich gefreut haben. Für die Schwestern ist das alles nur noch Routine. Drehen wir sie halt, daß sie keinen Dekubitus kriegt. Aber das Mitmenschliche fehlt irgendwie. Man sieht nur die Arbeit, die in dem Menschen steckt und nicht mehr den Menschen selbst. Unser Stationspfleger, der hat versucht, einer Frau mit einem amputierten Fuß Essen zu geben und die hat einfach nicht in dem Tempo geschluckt, wie er es wollte. Da hat cr den Löffel in die Suppe reingeknallt, daß es nach allen Seiten gespritzt hat. Das ist einfach unwürdig, sich als Erwachsener mit soviel Berufserfahrung so zu benehmen, zumal die Leute das ja auch spüren, obwohl man vielleicht glaubt, daß sie nicht voll da sind. Außerdem habe ich nach jetzt fast 16 Monaten und vielen Gesprächen mit Kollegen in anderen Einrichtungen den Eindruck, daß in den Altenheimen allgemein zuviel aufs Geld geschaut wird. Unser Heimleiter sagte mal: „Wir brauchen keinen Ergotherapeuten. Die hocken sich mit jedem hin, schwätzen, halten Händchen und anschließend verlangen sie ein stattliches Honorar." Immer wieder heißt es bei meinen Vorschlägen: Das kostet zu viel, nehmen wir lieber das Billigere. Und immer zu Lasten der Bewohner.

Ich habe vorher in der Wirtschaft gearbeitet. Da hing mir die ständige Fixierung auf den Profit zum Halse heraus. Nun arbeite ich in einem sozialen Beruf, und was finde ich vor: Das Gleiche!

Alles selbst beibringen müssen

Bei mir war das so: Als ich anfing auf unserer Station, war zu der Zeit dort ein junges Mädchen tätig, die ihr Freiwilliges soziales Jahr machte. In der Personalhierarchie war die ganz unten. Die nahm die Sache auch nicht so ganz ernst. Die sollte mich also einweisen. Das ist eben mehr schlecht als recht gelaufen. Ich bin mitgegangen, wie sie ein paar Leute gewaschen hat. Das war aber auch nur einen Tag lang. Ich hab' schnell gemerkt, daß ich von ihr nicht allzuviel hätte lernen können. Vieles hab' ich mir selbst beibringen müssen. Um mich nicht unbeliebt zu machen, wollte ich die Examinierten mit meinen Fragen nicht nerven. Ich habe mir gedacht, wenn ich aufmerksam sein werde, wird das auch so gehen.

Jetzt, nach einem Einführungslehrgang, ist mir klar geworden, was ich alles falsch gemacht habe. Vor allem, was die hygienischen Schutzmaßnahmen betrifft. Dinge, an die ich nie gedacht hätte. Ich habe z.B. mit einer Wanne Wasser den ganzen Bewohner gewaschen, weil ich dachte, das sei normal. Auch ich würde mich mit einer Fuhre Wasser am ganzen Körper waschen. Ich wußte damals noch nicht, daß die alten Leute nicht mehr soviele Abwehrkräfte haben und deshalb so eine Art von Wäsche katastrophale Folgen haben kann. Ich habe auch nicht daran gedacht, die Waschlappen zu wechseln. Die sahen noch sauber aus, da dachte ich, die nehm' ich mal.

Es gibt gewisse Grundregeln bei der Pflege, z.B. wie man den Hintern richtig abwischt, damit keine Harnwegsinfektion entsteht. Solche Sachen sind oft nicht beachtet worden. Ich fühle mich auch jetzt noch verdammt unsicher. Dabei habe ich mir schon Mühe gegeben, mich einzuarbeiten, habe mich z.B. in die medizinische Begrifflichkeit eingelesen, um mehr Sicherheit zu gewinnen. Ich finde das alles wirklich unmöglich. Das grenzt teilweise wirklich an fahrlässige Körperverletzung, weil wirklich wahnsinnig viel passieren kann. Ich habe jetzt erst begriffen, was man alles falsch machen kann.

Es geht auch anders ...

Wir haben 21 Bewohner, die werden betreut von drei Altenpflegerinnen, zwei Altenpflegerinnen im Anerkennungsjahr, einer Krankenschwester, zwei Zivildienstleistenden, zwei Praktikantinnen im Freiwilligen sozialen Jahr, außerdem noch ein, zwei Teilzeitpflegekräften und dazu noch drei Aushilfen, die jeweils nur am Wochenende kommen.

Die Frühschicht beginnt um zehn vor sieben. Erst dann fangen wir an, die Leute zu wecken. Einige wollen meistens noch gerne liegenbleiben, das geht dann auch. Gegen acht Uhr gibt es Frühstück. Der Zeitpunkt wird aber nicht sklavisch genau eingehalten, sondern es geht danach, wann wir mit den Leuten fertig werden. Um zwölf Uhr kommt das Mittagessen hoch. Um sechs Uhr gibt es Abendbrot. Danach bringen wir die Bewohner ins Bett. Diejenigen, die nicht so früh ins Bett wollen, werden von der Nachtwache ins Bett gebracht. Die Nachtwache fängt um neun Uhr an.

Was ich gerne mache, ist, den Leuten das Essen zu bringen. Dann nehme ich mir die Zeit, mich dazuzusetzen und sitzenzubleiben, etwas mit ihnen zu plaudern. Druck habe ich dabei nicht, denn die Kollegen akzeptieren das und halten es für wichtig. Ich bin voll integriert, nehme an allen Dienstbesprechungen teil. Bei einem Konflikt mit einem Pfleger hat die Pflegeleitung voll zu mir gehalten.

Als ich eingewiesen wurde, hat unsere Pflegedienstleitung auch angeregt, zu ihr zu kommen, wenn ich irgendwas nicht gut finde. Ich sei halt jemand Neues und noch nicht von der Betriebsblindheit befallen und damit auch fähig, Anregungen zu geben.

Wenn ich schon in ein Heim müßte später, dann nur in so eins. Aber grundsätzlich habe ich erkannt, daß Heime, so gut sie auch sein mögen, doch nichts anderes sind als Aufbewahrungsanstalten. Ich glaube nicht, daß es wirklich positive Heime gibt.

„Ich vernachlässige alle gleichmäßig"

Im Durchschnitt hat jeder von uns jeden Morgen sechs Bewohner zu waschen. Wir haben dafür von halb sechs bis acht Uhr Zeit. Das reicht bei weitem nicht. Ich habe auch ein total blödes Gefühl dabei, weil ich ständig auf die Uhr gucken muß, ob ich das auch mit den anderen schaffe. Dabei muß ich viele Dinge vernachlässigen, die ich eigentlich für eine ausreichende Körperpflege tun müßte. Ich vernachlässige alle gleichmäßig – das ist das Einzige, was daran noch gerecht ist.

Was auch oft vergessen wird, ist die Mundpflege. Da huschen viele oft drüber weg. Dann werden den alten Leuten Tätigkeiten abgenommen, die sie eigentlich noch selbst verrichten könnten, weil das eben schneller geht. Wenn wir knapp besetzt sind, kann es auch passieren, daß wir auch solche Sachen wie einen Dekubitus nicht pflegen können. Das schaffen wir einfach nicht. Nach ein paar Tagen sind die Stellen dann aufgelegen und schon ziemlich groß. Ich glaube aber, daß das Hektische morgens viel mehr auf die Psyche der alten Leute geht. Daß sie einfach das Gefühl haben, wie ein Stück Holz behandelt zu werden.

Auf unserer Station sind 22 Frauen und drei Männer. Einmal wollte sich eine Frau nicht von mir waschen lassen. Da hat ihr die Stationsschwester erklärt, daß es nicht anders geht. Da hat sie die ganze Zeit beim Waschen leise gewimmert. Mir war das sehr unangenehm. Einmal sollte ich eine andere Frau baden. Da sitzt die da und heult. Und ich frage sie: Was fehlt Ihnen denn? Da hat sie mir ihren ganzen Kummer ausgeschüttet. Da bin ich halt dabeigeblieben und habe zugehört. Da platzte eine Schwester rein: „Schon gebadet?“ – “Nee, noch nicht angefangen.“ Geht die Schwester richtig erbost auf die alte Frau zu: „Sie können doch nicht einfach unseren Pfleger aufhalten. Der muß hier arbeiten.“

Der Fall des „Hilfspflegers“ Horst E.

Ein Fall, wie es ihn wohl tausendfach geben könnte: Ein junger Mann verweigert den Wehrdienst und leistet Zivildienst auf der Pflegestation eines Altenheims irgendwo in der BRD. Dem Einberufungsbescheid von Horst E. ist zu entnehmen, daß er die Tätigkeiten eines „Hilfspflegers“ verrichten soll.

Ohne daß man ihn auf seine Vorkenntnisse hin überprüft hat, ohne ihn einzuarbeiten, muß Horst E. vom ersten Tag seines Dienstes an Schwerstpflegefälle versorgen.

Die Aufgaben eines Hilfspflegers sind:

a) die Gesamtpflege wie Waschen, Baden, Haar-, Mund- und Zahnpflege, Intimpflege, Wechseln der Wäsche, Hilfe beim Aus- und Ankleiden, Rasieren, Betten, Lagern.
b) Überwachung und Sicherstellung der Nahrungsaufnahmen, insbesondere der ausreichenden Aufnahmen von Flüssigkeit, Überwachung der regelmäßigen Ausscheidung.
c) Durchführung prophylaktischer Maßnahmen wie Vorbeugen gegen Wundliegen, Pneumonien und Thrombosen, einschließlich der Vornahme von Bewegungsübungen.
d) psychologische Betreuung, Herstellung von Kontakten, Informationen über das Heimgeschehen.
e) Pflege und Betreuung Sterbender.

Oft genug kommt es vor, daß Horst E. gemeinsam mit einer anderen Pflegekraft eine Station mit zwölf Bewohnern allein versorgen muß. Er ist zunächst ratlos, steht mehr oder weniger im Weg herum. Man bietet ihm an, Fragen zu stellen und sich um Rat zu bemühen. Horst E. schreibt dazu: „In der Praxis sah das so aus: Ich werde zu einem Bewohner ins Zimmer geschickt. In der Zwischenzeit hat der/die Pfleger/in bereits ein anderes Zimmer betreten: Ich stehe relativ ratlos vor einem schlafenden Menschen, von dem ich gerade noch den Namen weiß und mich dunkel erinnere, daß er/sie vielleicht Diabetiker ist und evtl. das eine oder andere Gebrechen hat. Wenn es sich um einen Bewohner handelte, der mir den Ablauf der Pflege nicht selbst sagen konnte, entstand folgende Situation, die sich in den ersten Tagen meines Dienstes öfter ereignet hat: Angenommen es handelt sich um einen männlichen Bewohner, der halbseitig gelähmt ist und im Bett gewaschen wird. Ich decke den Mann auf und ziehe ihm den Schlafanzug aus, was einige Zeit in Anspruch nimmt, da ich ihn gleichzeitig hochheben muß. Mein erster Versuch, Herrn A. die Pyjamajacke auszuziehen, endete mit einem Schmerzensschrei seinerseits und einem blauen Fleck für mich, da ich versucht hatte, ihm die Jacke wie bei einem gesunden Menschen über den nach hinten gestreckten Arm auszuziehen. Zu dieser Zeit wußte ich noch nicht, daß dieser Bewohner den einen Arm nicht mehr bewegen kann und ich immer den gesunden Arm zuerst ausziehen muß. . . Ich brauchte in diesem Fall Hilfe und bat den Pfleger S. in das Zimmer zu kommen. D.h., ich ließ Herrn A. nackt und ohne hochgezogenes Bettgitter liegen und rannte den Flur hinab in das Zimmer, in dem sich der andere Pfleger befand. Der selbst war gerade damit beschäftigt, eine Bewohnerin zu waschen, die – wie alle alten Menschen – fror. Nun mußte Herr S. seine Arbeit unterbrechen, um mit mir zu Herrn A. zu laufen und mir die notwendigen Handgriffe erläutern. Dies tat er sehr gereizt, denn er wußte, daß zwei Zimmer weiter jemand in einer ähnlichen Lage war und auf ihn wartete. Man arbeitet also ständig gegen die Uhr und schon das routinierte Personal hat Schwierigkeiten, den Zeitplan einzuhalten. Wenn dann noch jemand diesen Zeitplan unterbricht, ist man sehr gereizt, und ich wurde entweder beiseite geschoben oder eben mit dem „Problem" Mensch allein gelassen".

Horst. E., der noch nicht einmal einen Erste-Hilfe-Kursus absolviert hat, gerät in Gewissenkonflikte. Ihm wird bewußt, daß er – bedingt durch seine fehlenden Kenntnisse – den Pflegebedürftigen u.U. eher schadet als ihnen hilft. Die Empörung darüber, daß man ihn als „Neuling" an alten, wehrlosen Menschen herum"dilettieren" läßt, gleichzeitig aber in einer Informationsbroschüre für das Heim mit qualifizierter Pflege wirbt.

Die Angst, Verantwortung für das Wohlergehen anderer Menschen übernehmen zu müssen, ohne es zu können, führt schließlich dazu, daß Horst E. einen Bericht an das Bundesamt für Zivildienst verfaßt:

„Ich möchte ausdrücklich betonen, daß mir in dieser Einrichtung etwas begegnet ist, was ich zutiefst verurteile: Ein privater Träger einer sozialen Einrichtung umgeht durch Inanspruchnahme der Pflichten meiner Person im Zivildienst die für ihn verbindliche Aufsichtspflicht nach § 278 1 Absatz 1 BGB und wendet weder Zeit noch Personal auf, um mir zumindest eine minimale Einführung zukommen zu lassen, die sich zumindest an einem Einführungslehrgang orientiert. Gleichzeitig werde ich als Vollpflegekraft eingesetzt und eingeplant, verrichte Dienstleistungen, die ich nicht kann, und der Träger erhält trotzdem die volle Pflegesatzvergütung."

Er fordert: „Ich möchte klare Richtlinien für diese Einrichtung, die sich mit den Grundpflichten des Zdlers nicht nur decken, sondern auch Rechte und Ansprüche der Bewohner berücksichtigen und alles, was über diese Richtlinien hinausgeht, nur mit klarer Verantwortungsübernahme der jeweiligen, mir vorgesetzten Person."

Sein Bericht bleibt nicht ohne Folgen. Das Bundesamt für Zivildienst betrachtet ihn als Dienstaufsichtsbeschwerde und setzt die Heimleitung davon in Kenntnis. Erste Reaktionen lassen nicht lange auf sich warten: Horst E. darf nicht mehr an den Dienstübergaben teilnehmen. Begründung: Die Anwesenheit von Zivildienstleistenden sei bei Dienstübergaben nicht erforderlich, da sie keine ausgebildeten Kräfte seien. Horst E. wird außerdem weitestgehend von pflegerischen Tätigkeiten befreit. Er spürt, daß sich eine Front des Mißtrauens bei seinen Kolleginnen und Kollegen gegen ihn aufbaut; er wendet sich in einem Brief an den Heimbeirat mit der Bitte um Anhörung.

Dieser Brief bleibt unbeantwortet.

Das Bundesamt für Zivildienst entsendet den Regionalberater, um die Vorwürfe des Zivildienstleistenden überprüfen zu lassen. Der Regionalberater unterhält sich ausschließlich mit dem Heimleiter und teilt Horst E. lediglich mit, daß eine erste Anhörung in zwei Wochen stattfinden wird. Horst E. dazu: „Er ließ in Wort und Haltung kaum Zweifel darüber aufkommen, für *wen* diese Anhörung Konsequenzen haben würde." Abschließend setzt er ihn darüber in Kenntnis, daß das Heim inzwischen ein Disziplinarverfahren gegen ihn angestrengt hat. Anschuldigung: mehrere Verspätungen und ein unentschuldigter Fehltag. Horst E. wendet sich an die Grauen Panther mit der Bitte um Rechtsbeistand. Ihm ist klar, daß er im „rhetorisch- rechtlichen Kampf" um seine Vorwürfe, den er gegen drei Gegner (Heimleiter, Pflegedienstleiter und Regionalberater) durchzuführen hat, Hilfe braucht.

Der von ihm beauftragte Rechtanwalt schreibt an das Bundesamt für Zivildienst: „Aus meiner Sicht und der mir im Anschluß an die Verhandlungen (. . .) möglichen Beurteilungen der Angelegenheit erlaube ich mir folgende Feststellungen: Die Durchführung des Zivildienstes in der betroffenen Dienststelle ist bisher nicht korrekt gelaufen. Zunächst ist darauf hinzuweisen, daß Herr E. als „Hilfspfleger" angefordert worden ist. Eine solche Tätigkeite setzt jedoch eine mindestens einjährige Ausbildung voraus, da Aufgaben innerhalb eines Altenheim- und Pflegeheims zu übernehmen sind, die nur ausgebildeten Pflegekräften (. . .) übertragen werden dürfen.

(. . .) Auch unter Zugrundelegung der Dienstleistungen, zu denen der Zivildienstleistende laut Leitfaden herangezogen werden kann, hat Herr. E. zu keiner Zeit irgendwelche Einweisungen erhalten, wie sein Einsatz abzulaufen habe.

(. . .) Vorab ist festzustellen, daß es lediglich glücklichen Umständen zu verdanken ist, daß es im Zusammenhang mit dem Einsatz von Herrn E. nicht zu folgenreichen Zwischenfällen gekommen ist. (. . .) Wenn und soweit Herr E. insbesondere jegliche dienstliche Anweisung vermißt, so hat das seinen ernsten Hintergrund darin, daß ihm durch den Einsatz als solchen bereits eine Verantwortung übertragen wird, die auch haftungsrechtliche Probleme aufwirft."

Die für den 16.2.88 angeordnete Verhandlung fällt aus. Stattdessen soll Horst E. seine Vorwürfe noch einmal schriftlich vortragen. Da er über einen gewissen Zeitraum täglich Aufzeichnungen über seine Tätigkeiten in der Pflegestation gemacht hat, verfertigt er einen detaillierten Bericht, beschreibt das von ihm Erlebte, nennt die von ihm Betreuten. Er sendet seine Aufzeichnungen an den Regionalberater und an den Heimbeirat. Letzteren bittet er um Erörterung und Stellungnahme.

Inzwischen hat der „Fall Horst E." eine Menge Staub bei den örtlichen politischen Parteien und in der Presse aufgewirbelt.

Heimleitung und -vorstand sehen sich diffamiert und reagieren. Sie teilen Horst E. mit: „(. . .) aufgrund Ihres, dem Vorstand jetzt bekannt gewordenen Schreibens vom (. . .), insbesondere wegen der Art und Weise, in der Sie damit zur Durchsetzung persönlicher Interessen, rücksichtslos unter Freigabe von Interna, Bewohner, die unter dem Schutz dem Heimes stehen, belästigen und verunsichern, sowie gegen die Heimleitung aufzuwiegeln versuchen, hat der Vorstand am (. . .) beschlossen, Ihnen ein sofortiges Hausverbot zu erteilen. Gleichzeitig wird Ihnen untersagt, das (!) Sie Ihr an das BAZ gerichtete Schreiben mit konkreten Namensnennungen, (!) weiterhin außerhalb des Verfahrens verbreiten. Zuwiderhandlungen werden umgehend gerichtliche Folgen haben."

In einem letzten Brief an den Heimbeirat versucht Horst E., seine Motive und Vorgehensweise zu erklären. „(. . .) was meine persönlichen Interessen angeht, die ich angeblich „rücksichtslos" durchsetzen will, so möchte ich dazu folgendes sagen: (. . .) Wenn sich in Zusammenhang mit meinem Einsatz Mißstände und Praktiken zeigen, die ich mit meinem Gewissen nicht vereinbaren kann, und die mir trotzdem abverlangt werden, weil die Heimleitung nicht in der Lage ist, für ausreichend Personal zu sorgen, versuche ich, diese Umstände für mich zu ändern, weil mein Verantwortungsgefühl ein Hinnehmen dieser Dinge nicht zuläßt. Wenn ich also eine minimale Ausbildung verlange, um den gestellten Aufgaben auch gewissenhaft nachzukommen, so kann man das wohl als ein persönliches Interesse werten. In meinen Augen aber sollte jeder dieses Interesse an seiner „Arbeit" mit Menschen bekunden, denn sonst ist er in der Altenpflege fehl am Platze."

Wenige Wochen später wird Horst E. das „Urteil" des Bundesamtes für Zivildienst über seine Dienstaufsichtsbeschwerde zugestellt.

„Sehr geehrter Herr (...),

soweit Ihre Beschwerden aus den Bezugsschreiben zu (...) die Arbeitsabläufe in der Dienststelle (...) betrifft, bitte ich um Ihr Verständnis, wenn ich hierzu keine Stellungnahme abgebe.

(...) Das BAZ ist bei Anerkennung einer ZDS nur berechtigt zu prüfen, ob diese Aufgaben, die dem Allgemeinwohl dienen (...) durchführt und die Gewähr dafür bietet, daß Beschäftigung, Leitung und Betreuung der eingesetzten Zivildienstleistenden dem Wesen des Zivildienstes entsprechen. Grundsätzlich können danach die ZDS, soweit nicht im Einzelfall ein bestimmter Bereich ausgeschlossen ist, die ZDL zu allen Arbeiten heranziehen, die in der ZDS anfallen und zu denen der Zivildienstleistende nach dem Ergebnis der Einstellungsuntersuchung fähig ist."

Zur seiner Beschwerde über fehlende Einführung und die Übertragung von Aufgaben schreibt ihm das BAZ:

„Bezüglich der von Ihnen beanstandeten Einführung wurde von der Dienststelle darauf hingewiesen, daß Sie anläßlich Ihrer Dienstaufnahme am (...) darüber informiert wurden, daß der Heimleiter für die Verwaltungs- und Versorgungstätigkeiten in der Dienststelle zuständig ist, während für die Pflege und den Stationsdienst die Pflegedienstleiter, Herr (...), verantwortlich ist. Dieser hätte Sie auch eingewiesen und Sie anschließend zunächst Schwester (...) zugeteilt. Außerdem wären Sie darauf hingewiesen worden, daß Ihnen der/die jeweilige Stationspfleger/in Anweisungen erteilen könnten, die entsprechend dem im Hause üblichen Umgangston, auch in Form einer Bitte oder eines Wunsches geäußert werden könnten. Eine umfassendere Einweisung auch über einen längeren Zeitraum wäre dann möglich gewesen, wenn Sie sich an die vorgegebene Arbeitszeit gehalten hätten und pünktlich gewesen wären.

Wegen Ihrer Unzuverlässigkeit hatte auch eine kontinuierliche Einteilung nicht erfolgen können."

Diese Zurückweisung der Dienstaufsichtsbeschwerde wird durch folgenden abschließenden Zusatz relativiert:

„Anders als beim Wehrdienstverhältnis hat das BAZ – wolle es die Durchführung des Zivildienstes als übergeordneten Zweck nicht durch den Verlust von Beschäftigungsstellen gefährden – auf die Belange der außerstaatlichen Beschäftigungsstellen weitgehend Rücksicht zu nehmen. Dies führt dazu, daß die Rechte des Zivildienstleistenden nicht durch die Erfordernisse des eigentlichen Dienstes, sondern auch durch den vorerwähnten übergeordneten Zweck der Realisierung des Zivildienstes insgesamt und damit durch das „Drittinteresse" der Beschäftigungsstellen eingeschränkt werden."

Dozenten an Zivildienstschulen nehmen Stellung

In unsere Schule kommen oft Leute, bei denen wissen wir, die können die Arbeit psychisch überhaupt nicht bewältigen. Die sind schon mit einem „Knacks“ in den Zivildienst gegangen und bei dem Streß verstärkt der sich nur. Es ist auch kein Zufall, daß Zivis, die besonders labil sind und anfällig für psychische Defekte, sich im Dienst die schärfsten Jobs aussuchen. Bei denen wird irgendwann durch massive depressive Stimmungen eine akute Krise ausgelöst.

Die Zivis finden in den Einrichtungen immer jemanden, der ihnen rein technische Fragen beantwortet. „Wie krieg' ich den ins Bett oder in die Wanne, wie leg ich den Verband an, wie mache ich die Betten.“ Das ist kein Problem. Aber bei der heiklen menschlichen Betreuung, da gehen die meisten Profis auf „Tauchstation“. Weil sie ja selber nicht wissen, wie sie damit umgehen sollen. Bestenfalls bekommen sie die Technik beigebracht, wie man sich vor allzu nahen menschlichen Kontakten drückt.

Die meisten Zivis reagieren auf diesen Konflikt mit Anpassung. Die sind nach drei bis vier Wochen so weit, daß sie die vorherrschenden Strukturen auf der Station im Umgang mit den alten Leuten verinnerlicht und übernommen haben. Stellen z.B. die gleichen rein rhetorischen, im Grunde genommen völlig desinteressierten Fragen, nur um sich die Leute vom Leib zu halten.

Die Jungs haben keinerlei Möglichkeit, vor allem den psychischen Druck, der sich aus der extremen Betreuungssituation mit alten, sterbenskranken Menschen ergibt, zu verarbeiten. Es gibt keine Gesprächskreise, nichts. Sie müssen es mit sich selbst, im besten Fall noch mit ihrem Freundeskreis ausmachen. Das heißt aber: Sie nehmen den Druck mit in ihre

Freizeit. Oder es wird alles verdrängt. Aber da bleibt vieles hängen, was erst Jahre später nach draußen kommt.

* * *

An allem wird der ganze Widersinn offenbar, der in der sogenannten „Verwahrung" alter, gebrechlicher Menschen liegt. Da sollte man doch meinen, in den Häusern herrschten Strukturen, die an den Bedürfnissen der Bewohner orientiert sind. Und dann stellt sich heraus, daß deren Interessen an allerletzter Stelle stehen – noch hinter den Putzfrauen und Küchenhilfen! Ständig wird mit dem „Sachzwang" argumentiert! Wir wissen zwar, daß es fast unmenschlich ist, um halb sechs zu wekken, aber es geht nicht anders. Um viertel vor sieben zu frühstücken, um halb zwölf zu Mittag zu essen und um halb fünf mit den Worten „Gute Nacht" das Abendessen verabreicht zu bekommen – aber: es geht nicht anders! Die Institution funktioniert sonst nicht, und die Alten haben sich nach den Bedürfnissen der Institution zu richten. Karikiert heißt das: Die Institution Altenpflegeheim würde besser ohne die Alten funktionieren, die die Abläufe stören. Dieser Gesamt-Wahnsinn ist schwer zu vermitteln, denn wenn man Kritik an den Alltags-Details übt, ist der jeweilige Sachzwang stets schlüssig und einleuchtend. Und da ergibt sich dann einer zwingend aus dem anderen. Das ist das Dilemma der „Zivis". Sie kommen mit gesundem Menschenverstand und unverdorbenem Blick in die Einrichtungen und stellen fest: Das ist ja der helle Wahnsinn, wie da mit den Bewohnern umgegangen wird. Schon nach fünf Tagen wissen sie aber auch, daß bei all ihren Fragen, ob das denn so und so sein muß, die „Sachzwänge" zutage kommen. Nach fünf Wochen haben sie selbst diese Sachzwänge verinnerlicht und verteidigen sie vehement. Es geht eben nicht anders. Das aber ist struktureller Wahnsinn.

* * *

Ich arbeite immer wieder gerne mit Zivis zusammen, obwohl ihre Haupteigenschaft, die Ungeduld, in der Rehabilitation alter Menschen oft unangebracht ist. Zivis sind sehr aufmerksam und kritisch, sie übernehmen nicht einfach das, was vermeintlich „immer so" gemacht worden ist. Sie haben noch Ideale und sind kreativ. Sie sind in der täglichen Mühle eben noch nicht so verschlissen wie die Profis. Deshalb beschäftigen sie sich auch mehr mit den alten Menschen. Nur wird dieser Elan rasch abgewürgt.

Ich finde es unglaublich hart, daß einer 20 Monate freiwillig auf eine Pflegestation arbeiten geht. Die Zivis haben noch echt „power", aber manche schaffen es einfach nicht. Wenn ich merke, daß jemand große psychische Probleme bekommt, dann spreche ich sofort mit ihm darüber und rate ihm, sich schnell eine andere Tätigkeit zu suchen. Sonst geht er auf der Station kaputt, fällt in ein tiefes Loch und landet schließlich selbst in der Psychiatrie. Eigentlich müßte die Stationsleitung immer ein Auge auf den Zivi haben, ob er mit den psychischen Belastungen fertig werden kann. Das kostet Zeit – und nichts gibt es auf einer Pflegestation weniger als Zeit.

Die Zivis haben zunächst ihre Ideale, was sie alles machen und verbessern wollen in der Einrichtung. Und dann stoßen sie bei all ihren Bemühungen auf die Grenzen: Das ist zu teuer, das haben wir immer so gemacht, das hat doch keinen Zweck mehr. Was bleibt, ist dann die reine Fleißarbeit. Da werden massenhaft Überstunden gemacht, Sonn- und Feiertagsschichten. Für mich ist es eine klare Tatsache: Ohne Zivis läuft in den Altenpflegeheimen überhaupt nichts mehr. Weil sie ja vom ersten Tag als vollwertige Arbeitskraft eingesetzt werden. Wer sollte die denn ersetzen? Da gingen in fast allen Heimen die Lichter aus.

»Zivildienstplätze dürfen nicht anerkannt werden, wenn sie nachweislich einen bisherigen Arbeitsplatz ersetzen oder eine Einrichtung eines neuen Arbeitsplatzes erübrigen sollen.«

(Punkt 3.2.2 der Richtlinien für die Durchführung des § 4 des Zivildienstgesetzes)

Alfred Lorenz

50.000 reguläre Arbeitsplätze

Zivildienstleistende als Arbeitnehmer im Sozialbereich

Hundertausende alter Menschen haben an ihrem Lebensabend kaum eine andere Wahl: Sie müssen ins Altersheim.

Zehntausende junger Männer haben zu Beginn ihres selbständigen Lebens kaum eine andere Wahl: Sie müssen ins Altersheim.

Dieses Buch dokumentiert ein zwangsweise gemeinsames Schicksal: Alte und gebrechliche Menschen kommen in Ermangelung anderer Hilfsmöglichkeiten ins Altersheim oder ins Altenpflegeheim, ob sie das nun selbst entscheiden, ob dies die Angehörigen so wollen oder hinnehmen müssen, oder ob sie einfach vom Krankenhaus dorthin verlegt werden.

Junge Männer, die den Kriegsdienst verweigern und die Ort und Art ihres zivilen Ersatzdienstes selbst mitbestimmen möchten, treffen auf folgende Situation: Zwei Drittel aller anerkannten Zivildienstplätze gibt es im sogenannten Pflegedienst, die weitaus meisten von diesen in Einrichtungen für alte Menschen.

Sicher: mit Initiative und Geschick, langer Vorplanung und mit Verbindungen lassen sich andere Zivildienstplätze erobern, Verwaltungsaufgaben, Fahrdienste usw. Nur sehr selten wird ein anerkannter Kriegsdienstverweigerer jedoch einen Friedensdienst als Alternative zum abgelehnten Kriegsdienst ableisten können: Das Bundesamt für den Zivildienst, zuständig und entscheidungskompetent bei der Einrichtung von Zivildienstplätzen, hält wenig von Einsatzorten, wie Kirchengemeinden mit Abrüstungsausschüssen, Dritte-Welt-Initiativen, Umweltschutzverbänden usw. Bekanntlich mußte sich die Umweltschutzorganisation „Greenpeace", weltweit für den ökologischen Frieden und das ökologische Überleben der Menschheit wirksam, erst vor dem höchsten Verwaltungsgericht der Bundesrepublik die Berechtigung erstreiten, einen Zivildienstleistenden im eigenen Verband einzusetzen.

Das Zivildienstgesetz bestimmt in § 1, daß der anerkannte Kriegsdienstverweigerer Aufgaben zu erfüllen hat, die dem Allgemeinwohl dienen. Im § 4 dieses Gesetzes ist dies konkretisiert: „Überwiegend sollen Beschäftigungsstellen im sozialen Bereich anerkannt werden." Überwiegend heißt zwar: es können auch andere Zivildienstplätze eingerichtet werden. Die Praxis aber ist entscheidend: Am 15.12.1987 waren 53.786 Zivildienstplätze im Bereich Pflegehilfe und Betreuungsdienst eingerichtet. Hinzuzuzählen sind noch die 4.745 Zivildienstplätze in der individuellen Schwerstbehindertenbetreuung. Demgegenüber stand die Zahl von 29.866 in allen übrigen Einsatzbereichen (handwerkliche, gärtnerische, Verwaltungs-, Versorgungstätigkeiten, Umweltschutz, Kraftfahrdienst, Krankentransport und Rettungsdienst).[1] Zweifelsfrei also erwartet den Zivildienstleistenden in der Regel ein Platz im Bereich Pflege und Betreuung. Betrachten wir nun noch, bei welchen Einrichtungen Zivildienstplätze eingerichtet sind: allein das Diakonische Werk, der Deutsche Caritasverband

1 Zivildienst nur Militärersatzdienst: Dem Pazifismus (k)eine Chance? Plädoyer für einen „Sozialen Friedensdienst" der Kriegsdienstverweigerer. Hrsg. Evangelischer Arbeitskreis zur Betreuung der Kriegsdienstverweigerer. Bremen 1988. Hierin ist vor allem die folgende Untersuchung von Interesse: Jürgen Blandow: Zivildienstleistende als Personalgruppe des Wohlfahrtswesens. Ergebnisse einer regionalen Arbeitsmarktstudie (S. 55-71).

und der Deutsche Paritätische Wohlfahrtsverband bieten mit 45.608 über die Hälfte aller Zivildienstplätze. Zählt man andere Wohlfahrtsverbände, die ebenfalls im großen Stil Altenheime betreiben (Arbeiterwohlfahrt, Arbeiter-Samariter-Bund und Deutsches Rotes Kreuz) hinzu, so können wir feststellen: drei Viertel aller Zivildienstplätze sind bei den großen Wohlfahrtsverbänden eingerichtet.

Da bleibt den Kriegsdienstverweigerern eben gar nichts anderes übrig als der ZDL-Platz im Altenheim und im Altenpflegeheim. Und dort muß *gedient* werden – dem Allgemeinwohl? Den alten Menschen? Dem Heimleiter? Dem Träger der Einrichtung?

Oder ist es nicht einfach so: Die Zivildienstleistenden *arbeiten*. Sie werden im Dienstplan mitaufgeführt. Sie werden eingesetzt, um den gewöhnlichen Betriebsablauf der Einrichtung aufrechtzuerhalten. Sie kommen morgens zum Dienst wie die Kollegin Altenpflegerin oder die Reinigungsfrau. Sie haben zum Schichtende Dienstschluß. Normale Arbeitskräfte?

Nein, natürlich nicht. In Punkt 3.2.2 der Richtlinien für die Durchführung des § 4 des Zivildienstgesetzes, in der seit 1.1.1984 gültigen Fassung heißt es: „Zivildienstplätze dürfen nicht anerkannt werden, wenn sie nachweislich einen bisherigen Arbeitsplatz ersetzen oder eine Einrichtung eines neuen Arbeitsplatzes erübrigen sollen." Theoretisch könnte der Zivildienstleistende also wegbleiben – einen Arbeitsplatz füllt er ja gar nicht aus.

Nein, er könnte natürlich nicht wegbleiben. Der ganze Betrieb würde nicht selten ins Stocken geraten, wenn der Zivildienstleistende fehlt. Da stimmt doch irgend etwas nicht!

1. Der Einsatz von Zivildienstleistenden in Altenheimen und Altenpflegeheimen geschieht niemals arbeitsplatzneutral

Immer sind die Zivildienstleistenden bei Aufgaben eingesetzt, für die auch reguläres Personal eingestellt worden ist. Ob die Zivildienstleistenden nun direkt im Pflegebereich tätig werden, ob sie Reinigungs- oder Verwaltungsarbeiten in den Altenheimen leisten, ob sie Fahrdienste wahrnehmen oder was immer sie auch tun: sie haben Kolleginnen und Kollegen in den Einrichtungen, die eine vergleichbare Arbeit ebenfalls ausführen. Es gibt nur sehr wenige Randgebiete, bei denen die Träger der Einrichtungen sagen könnten: „Mit Wegfall des Einsatzes von Zivildienstleistenden fällt eben die gesamte Aufgabe fort.“ In solchen Randbereichen tummeln sich aber schon andere, ebenfalls nicht regulär Beschäftigte, zum Beispiel Praktikanten, Hospitanten, Laienhelfer usw. Wir kommen auf dieses Problem noch einmal zurück.

2. Alle Personaleinsätze, die im Alten- und im Altenpflegeheim gerechtfertigt sind, werden durch Dritte finanziert.

Altenheime und Altenpflegeheime finanzieren sich bekanntlich aus sogenannten Pflegesätzen. Diese Pflegesätze, ob sie nun in Monatsbeiträgen oder in Tagesbeiträgen festgesetzt sind, regeln, wieviel der alte Mensch, oder die Institution oder Behörde, die für ihn wirtschaftlich verantwortlich ist, bezahlen muß, damit er im Alten- oder Altenpflegeheim leben darf. Die Pflegesätze werden zwischen den Leitungen bzw. den Trägern der Heime und den maßgeblichen Kostenträgern ausgehandelt. Theoretisch sollen ja die alten Leute wirtschaftlich in der Lage sein, auch ihren Lebensabend zu finanzieren, praktisch ist dies in der Regel nicht der Fall. Die Kosten für eine Heimunterbringung alter Menschen sind so hoch, daß die Rentenleistungen schnell aufgezehrt werden. In aller Regel muß die Sozialhilfe einspringen. Damit werden die für die Sozialhilfe zuständigen kommunalen Behörden Verhandlungspartner in Sachen Pflegesätze.

Wie wird nun ein solcher Pflegesatz errechnet? Das ist im Prinzip ganz einfach. Die Leitung der Einrichtung legt eine Aufstellung aller Unkosten des Heimes auf den Tisch. Da Altenheime durchweg zu 100 % belegt sind (in der Regel gibt es Wartelisten), errechnet sich nun aus den Gesamtkosten, die in einem Jahr entstehen, sehr leicht der Tages- oder Monatspflegesatz für den einzelnen Heimplatz. Die andere Seite der Verhandlungen, eben die Sozialbehörden der Kommunen, argumentieren nun mit leeren Kassen, schwieriger Haushaltslage usw. Sie werden die vorgelegten begründeten Selbstkosten der Einrichtungen an dieser oder jener Stelle in Zweifel ziehen, um so auf dem Verhandlungswege schließlich einen Etat zu erreichen, den sie im Einzelfall tragen können, der aber die Einrichtungen nicht gefährdet. Wesentlicher Bestandteil all dieser Verhandlungen sind selbstverständlich die Personalkosten, die über 70 Prozent des Haushaltes von Heimen und Anstalten ausmachen. Es gibt natürlich ständig Auseinandersetzungen über die personelle Betreuungsdichte in den Heimen. Klare und verbindliche Richtlinien darüber, wieviele Menschen andere Menschen betreuen müssen, gibt es nicht. Es gibt zwar Gutachten von Wirtschaftsprüfern, Empfehlungen von Gesellschaften und von Kommunen herausgegebene Richtlinien. Letztlich aber werden die sogenannten Personalschlüssel (das Verhältnis von Anzahl der Betreuten zur Anzahl von Betreuungspersonen) in den Verhandlungen festgelegt. Die Verhandlungen über den Personalhaushalt laufen also darauf hinaus, daß durch die Kostenträger (in diesem Fall die Sozialbehörde) anerkannt wird, wieviel Pflege- und

Betreuungspersonen für wieviele Menschen eingesetzt werden müssen.

Macht nun eine Einrichtung der Altenpflege bei den Verhandlungen Kosten für Pflegepersonal geltend, kann sich der Kostenträger dem eigentlich nur dadurch entziehen, daß er sagt: „Stellt doch minderqualifizierte Leute ein, nehmt doch kostenloses oder besonders billiges Personal." Keine Bestimmung schreibt den Altenpflegeeinrichtungen vor, unter einer sparsamen Betriebsführung den billigen Einsatz von Zivildienstleistenden zu verstehen. Da, wie gesagt, alles, was Zivildienstleistende tun, in der Regel durch reguläre Arbeitskräfte genauso und wegen der Ausbildung auch besser zu leisten ist, sind die Personalkosten entsprechend in den Pflegesätzen zu veranschlagen.

Der Einsatz von Zivildienstleistenden ist finanziell dennoch aus zwei Gründen interessant: Die realen Kosten für den Einsatz von Zivildienstleistenden liegen weit unter denen, die reguläres Personal verursacht. Häufig genug werden bei Zivildienstplätzen sogar noch Mehrkosten vom Bundesamt für den Zivildienst übernommen. Die Kostenträger und auch Wirtschaftlichkeitsprüfer erkennen die Unkosten für die Zivildienstleistenden in der Regel umstandslos an. Die Verhandlungen sind in dem Punkt meist unproblematisch. Es ist aber sicher auch nicht auszuschließen, daß manche Heime einen ganz anderen Reibach machen: verhandelt wird über reguläres Personal, verlangt wird Kostenerstattung in der Höhe üblicher Einkommen, beschäftigt werden dann aber Zivildienstleistende.

Finden wir also schließlich Zivildienstleistende anstelle von solchen Pflegepersonen eingesetzt, deren Bezahlung über die Pflegesätze gesichert ist, dann spart die Einrichtung Geld. Die Heime sind meist als gemeinnützige Vereine geführt. Da ist eine Gewinnentnahme bis zu vier Prozent möglich. Auch Spenden können genommen und in den Haushalt eingebaut werden. Bei den Pflegesatzverhandlungen werden daher nicht alle Haushaltsposten der Einrichtung auf den Tisch kommen. Es läßt sich also durch solchen Einsatz von Zivildienstleistenden ein Zusatzgewinn machen, der z.B. ohne Aufsehen in die Einkommensgestaltung und in das dienstliche Ausgabeverhalten eines Heimleiters eingeordnet werden kann. Geschieht das so, müßte man von Betrug reden.

Zum zweiten haben die Heimleitungen bzw. Heimträger für wenig Geld flexibles Personal, das sie theoretisch frei einsetzen können. Auch auf diesen Tatbestand kommen wir noch einmal zurück.

Die gelegentlich geübte Praxis, Zivildienstleistende nicht im Stellenplan auszuweisen, ist Augenwischerei: Die Unkosten für Zivildienstleistende bleiben Personalkosten, die man sonst eben in Planstellen umrechnen könnte. Das Vorhaben, Zivildienstleistende im Altenheim etwa nur zu beschäftigen, wenn sie nicht im Stellenplan aufgeführt sind, bringt daher nichts. Beschäftigte, die bezahlt und eingesetzt werden, aber nicht entsprechend ausgewiesen sind, werden erfahrungsgemäß die Stellen einer Einrichtung Schritt für Schritt einschränken.

3. Zivildienstleistende sind von den Beschäftigten in den Einrichtungen der Altenhilfe immer gern gesehen.

Aufgrund der oben kurz skizzierten Methode der Personalberechnung in Altenheimen und Altenpflegeheimen ist der Personalmangel in diesen Einrichtungen strukturell immer gegeben. Fast nie läßt sich eine ausreichend sichere Besetzung der Früh-, Spät- und Nachtschichten zuverlässig gewährleisten. Vor diesem Hintergrund freuen sich die regulär Beschäftigten immer, wenn eine helfende Hand hinzukommt.

Darin, daß die Zivildienstleistenden von den Kolleginnen und Kollegen gern gesehen sind, mag auch die Zurückhaltung vieler Personalvertretungen in der Beurteilung der Frage des Zivildienstes in den Heimen liegen. Würden die Personalvertretungen nämlich aktiv werden und den Abbau von Zivildienstplätzen verlangen, so würden sie sich dem Vorwurf der Kolleginnen und Kollegen aussetzen, nun auch noch diese helfenden Hände abzuziehen.

An dieser Stelle liegt aber zugleich auch das Problem, daß vor allem im Kernbereich der Altenpflege immer mehr unausgebildetes Personal eingesetzt wird: Hospitanten und Praktikanten, Laienhelfer, Sonder- und Extrawachen ohne Ausbildung – und eben auch die Zivildienstleistenden. Dies ist die Kehrseite der Medaille. Die Kolleginnen und Kollegen auf Stationen und Abteilungen der Altenpflegeheime und Altenheime beschweren sich zunehmend darüber, daß kein ausgebildetes Personal zur Verfügung steht.

Der Einsatz von Zivildienstleistenden in den Bereichen pflegerischer Tätigkeiten, die aufgrund des Personalmangels nicht ausreichend wahrgenommen werden können, ist vom Altenpflegepersonal im Grunde nicht gewünscht. Aufgrund der zu knappen Personalbemessung muß sich das Pflegepersonal oft auf die existenzerhaltenden und grundlegenden Tätigkeiten in der Pflege beschränken. Die pflegerische Betreuung der alten Menschen, das, was man den humanitären Aspekt der Altenpflege nennen könnte, fällt dabei zumeist weg. Diese Aufgabe nunmehr den Zivildienstleistenden zu übertragen, würde den Altenpflegerinnen und Altenpflegern einen wesentlichen Aspekt der ihnen zustehenden Tätigkeit entziehen. Ein solches Auseinanderdividieren der Pflegetätigkeit in einen „pflegerischen" und einen „humanitären" Aspekt kann natürlich nicht befürwortet werden.

4. Zivildienstleistende sind unausgebildetes Personal.

Es gibt unseres Wissens auch keine Konzepte. Zivildienst und Ausbildung aufeinander abzustimmen. Das Anlernen der Zivildienstleistenden ist kein Konzept. Zivildienstleistende sind praktisch immer nur Hilfskräfte.

Aus diesem Grunde sind die Träger von Einrichtungen der Altenpflege (ebenso wie alle anderen Einrichtungen, die Zivildienstleistende beschäftigen) besonders scharf darauf, schon ausgebildete Zivildienstleistende zu bekommen. Sehr gern gesehen sind ausgebildete Altenpflegekräfte und Krankenpflegepersonen. Aber auch Leute mit anderer beruflicher Vorerfahrung werden gerne genommen, da man sie dann hochqualifiziert einsetzen kann. (Nicht wenige EDV-Systeme in diesen Bereichen wurden von Computerfreaks aus Zivildienstreihen entwickelt.)

5. Der Einsatz von Zivildienstleistenden ist gelegentlich Ausdruck einer geringen Organisationskompetenz der Leitungen von Altenheimen und Altenpflegeeinrichtungen.

Nicht selten kommt es vor, daß die Einrichtung von Zivildienstplätzen geschieht, weil andere Organisationsformen nicht erdacht werden können. Wer etwa für seine Altenpflegeeinrichtung eine große Eingangshalle mit einer Pforte und einer Telefonzentrale baut, es aber versäumt, Personalkonzepte für diesen Bereich zu entwickeln, verfällt leicht auf die Idee, das könne schließlich mit „Zivis“ organisiert werden.

6. Auch in Altenheimen kommt es vor, daß Zivildienstleistende Tätigkeiten übernehmen, die bis dahin nicht vorgesehen waren.

Die Frage nach der fehlenden Arbeitsmarktneutralität des Zivildiensteinsatzes wird gelegentlich damit beantwortet, daß der Zivildienstleistende Aufgaben zu übernehmen hat, die bis dahin überhaupt nicht wahrgenommen worden sind. Dazu könnte die Organisation von Ausflügen für die betreuten Personen gehören, die man sonst nicht machen würde, oder die Pflege eines kleinen Fuhrparkes, den man andernfalls nicht unterhalten würde, usw. Aber auch in solchen Einsatzbereichen wird bald erkennbar, daß der Heimbetrieb eigentlich verpflichtet ist, die Tätigkeiten aus wirtschaftlichen Gesichtspunkten oder aus inhaltlichen Verpflichtungen mit fest eingestelltem Personal durchzuführen. Bei dieser Art des Zivildiensteinsatzes als Pionieraufgabe in der Erprobung neuer Tätigkeiten und damit theoretisch bei der Schaffung neuer Arbeitsfelder ist aber zu berücksichtigen, daß dieses gesetzlich vorgeschriebenes Aufgabengebiet des Arbeitsamtes mit sogenannten Arbeitsbeschaffungsmaßnahmen (ABM) ist.

Es geht also gar nicht mehr ohne Zivildienstleistende?

Es ist sicher nicht übertrieben, wenn wir feststellen, daß die Einrichtung von Zivildienstplätzen insgesamt völlig unkritisch, beliebig und nach Gusto der Einrichtungen und des Bundesamtes für den Zivildienst vorgenommen worden ist. Eine kritische Bestandsaufnahme über Art, Funktion und Bedeutung von Zivildienstplätzen fehlt. Mit wenigen Ausnahmen (1,2) gibt es nicht einmal eine Bewertung des wirtschaftlichen Nutzens des Zivildiensteinsatzes. Wenn man in Betracht zieht, daß die Zahl der Zivildienstleistenden Mitte der neunziger Jahre deutlich absinken wird, muß es einen schon verwundern, daß da nichts geschieht. Das Bundesamt für den Zivildienst und insbesondere der Bundesbeauftragte für den Zivildienst sehen wohl keinen „Handlungsbedarf", wie es heute so schön heißt. Nur eine Tagung der Evangelischen Akademie Loccum befaßte sich intensiv mit dieser Frage.[2]

Dabei ist es sehr wohl möglich, bestehende Zivildienstplätze auch wieder abzubauen. Für ein solches Vorhaben gibt es einen wichtigen Grund: Zivildienstleistende machen durchweg reguläre Arbeit, dieses Buch beweist es. Insofern blokkieren sie reguläre Arbeitsplätze. Das Ausmaß dieser Arbeitsplatzblockade hat eine Dimension erreicht, die für den gesamten bundesdeutschen Arbeitsmarkt von Bedeutung ist: Es geht hier immerhin um über 50.000 Arbeitsplätze.

Um diesen Zusammenhang einmal zu verdeutlichen, sei ein Beispiel aus einem Betrieb erwähnt, der einem Alten- oder Altenpflegeheim in dieser Frage vergleichbar ist: Der Personalrat eines großen Krankenhauses im Norden Deutschlands hat begonnen, der Einberufung von Zivildienstleistenden bei bestimmten Aufgaben zu widersprechen. Er verlangt von der Krankenhausleitung, Schritt für Schritt die Tätigkeit der Zivildienstleistenden durch reguläres Personal ausüben zu lassen. Selbstverständlich hat die Direktion des Krankenhauses darauf verwiesen, daß doch alle Krankenhäuser Zivildienstleistende beschäftigen würden, und daß sie bitte schön nicht benachteiligt werden dürften. Der Personalrat vertritt jedoch die Ansicht, daß der Einsatz von Zivildienstleistenden, etwa im Krankengeschichtsarchiv, in der Fahrbereitschaft oder im Aufnahmedienst arbeitsplatzvernichtend ist. Die Reaktion der Krankenhausleitung: Würden die Zivil-

2 Zivildienst im Umbruch. Loccumer Protokoll 52/87. Hrsg. von Henning Schierholz. Rehburg-Loccum 1988.

dienstleistenden abgezogen, müßten die übrigen Beschäftigten die Tätigkeiten einfach mitmachen. Also: Mehrarbeit für die Kolleginnen und Kollegen. Dies war sozusagen der Hinweis, daß der Personalrat schließlich gegen die Interessen der von ihm Vertretenen handeln würde.

Die Tatsachen waren aber anders:

Nachdem der Personalrat die Wiedereinberufung eines Zivildienstleistenden ins Krankengeschichtsarchiv abgelehnt hatte, wurde nach kurzer Zeit chaotischer Verhältnisse ein ehemaliger Zivildienstleistender als Aushilfskraft eingestellt. Im Aufnahmedienst geschah das gleiche: Nach kurzer Zeit der Personalengpässe war es unvermeidlich, daß Aushilfskräfte eingestellt wurden. Inzwischen ist die Personalausstattung in diesem Bereich des Krankenhauses verändert worden.

Noch verhängnisvoller zeigte sich in diesem Krankenhaus die leichtfertige Entscheidung der Direktion, den Hol- und Bringdienst sowie den Patiententransport des Krankenhauses ausschließlich mit Zivildienstleistenden zu organisieren. Anstatt hier ohne Probleme von den Krankenkassen 15-20 Arbeitsplätze finanziert zu bekommen (finanzielle Größenordnung 1.000.000 DM Personalkosten), zahlen die Krankenkassen mit Leichtigkeit und frohen Herzens die knapp 100.000 Mark für die Zivildienstleistenden.

Eine Wirtschaftlichkeitsüberprüfung des Krankenhauses hätte also die Finanzierung von 15 Arbeitsplätzen für richtig befunden, selbstverständlich also: Kostenübernahme durch die Krankenkassen.

Man erkennt also, daß der wirtschaftliche Faktor „Zivildiensteinsatz" von enormer Bedeutung ist und eigentlich nicht mehr verschwiegen werden kann:

Würde man die Tätigkeit der Zivildienstleistenden in der Bundesrepublik Deutschland insgesamt durch qualifiziertes, ausgebildetes und regulär eingestelltes Personal leisten, ergäben sich Kosten in Höhe von zwei Milliarden DM[3]. Das heißt, der Zivildienst erarbeitet Leistungen in einer Größenordnung, die in etwa den gesamten Mitteln der Bundesanstalt für Arbeit für AB-Maßnahmen im Jahre 1985 entsprach.

Die Vermutung, daß diese „Ersparnis in den Kassen der Wohlfahrtsverbände, vor allem in den Kassen der meist kleinen Heimträgervereine verbleibt, und daß auf diese Weise sich auch einzelne Menschen ein schöneres Leben leisten können (hohes Heimleitereinkommen, flotter Dienstwagen, große Dienstwohnung – mancher lebt im Umfeld der großen Wohlfahrtsverbände in einer schönen „neuen Heimat") – diese Vermutung betrügerisch hoher Pflegesätze dank Zivildienst ist nicht abwegig.

Aber selbst, wenn alles mit rechten Dingen zuginge, wäre über die über zwei Milliarden DM folgendes festzuhalten: Diese Mittel, für reguläre Arbeitsplätze zur Verfügung gestellt, müßten durch die Haushalte von Bund, Ländern und Gemeinden getragen werden. Sie werden durch den billigen Zivildiensteinsatz eingespart. Und das bedeutet auch, daß sie für andere Aufgaben, außerhalb des sozialen Bereiches (z.B. für den Wehretat, für Bau von Autobahnen und andere schreckliche Dinge), zur Verfügung stehen.

Aus all dem, was hier gesagt worden ist, geht hervor, daß die in den Vorschriften behauptete Arbeitsplatzneutralität des Einsatzes von Zivildienstleistenden von niemandem gewollt ist. Warum dann aber eine solche, sich als ideologische Floskel erweisende Formulierung? Warum stecken die politischen Parteien, die Kirchen, die Wohlfahrtsverbände und auch die Gewerkschaften, vor der Thematik „Arbeitsplatzneutralität des Zivildienstes" meist den Kopf in den Sand?

3 Cornelius Kraus: Zur volkswirtschaftlichen Bedeutung des Zivildienstes. Studienarbeit an der TH Darmstadt, Fachbereich 1, 1988.

Zivildienstleistende sind in der Regel mit regulären Arbeiten beschäftigt. Sie sind aber Arbeitnehmer mit völlig verdrehtem Status. Sie sind *Arbeitnehmer zweiter Klasse*. Wir wollen uns dies noch einmal genauer vergegenwärtigen.

Eingesetzt in einem Altersheim oder einem Altenpflegeheim sind sie Beschäftigte einer öffentlichen Einrichtung oder eines Betriebes eines Wohlfahrtsverbandes. Sie sind eingeplant nach den Bedürfnissen des Betriebes. Ihr Einsatz geschieht dort, wo auch andere Leute arbeiten. Je nach Rechtslage in den Personalvertretungsgesetzen der Länder, dem Betriebsverfassungsgesetz oder der Mitarbeitervertretungsordnungen der Kirchen werden sie auch unter Mitbestimmungsbeteiligung der Personalvertretungen eingestellt. Ihre Arbeitszeit entspricht in der Regel denen der übrigen Beschäftigten.

Dennoch unterliegen sie dienstrechtlich der dem Militärdienst angeglichenen Kommandostruktur des Bundesamtes für den Zivildienst. Der Zivildienst ist ja ein Ersatzdienst für nicht geleisteten Wehrdienst. Der Gesetzgeber hat daraus die Konzequenz gezogen, das Zivildienstverhältnis an das Wehrdienstverhältnis anzugleichen. Wie im Wehrdienst gibt es im Zivildienst das Befehls-Gehorsam-Verhältnis mit den entsprechenden Strafsanktionen. Auch die Rechte sind gleich und insbesondere die Geldbezüge.[4]

Andersherum bedeutet dies, daß für Zivildienstleistende, obwohl sie neben ihren Kolleginnen und Kollegen, die fest eingestellt sind, oft die gleiche Arbeit verrichten, Tarifverträge oder Arbeitsvertragsregelungen keine Geltung haben. Gelegentlich gelten sie mittelbar, etwa wenn vorgeschrieben ist, daß die Arbeitszeit der Zivildienstleistenden (40-Stunden) denen der regulär Beschäftigten angeglichen werden muß. Alle anderen

---

4 Klaus Steinwender: „Zivildienst vorrangig im sozialen Bereich nur ...“ Zum Regelungsinhalt des § 1 i.V.m. § 4 ZDG. In: Zivildienst nur Militärersatzdienst: Dem Pazifismus (k)eine Chance. a.a.O., S. 5-17.

Bestimmungen aus Tarifverträgen haben keinerlei Bedeutung. So werden keinerlei Zuschläge für den Dienst zu ungünstigen Zeiten gezahlt, es gibt andere Urlaubs- und Freistellungsregelungen, insbesondere gelten andere Regeln bei der Festlegung der Arbeitszeit, bei der Ableistung von Überstunden usw. Die Bezahlung der Zivildienstleistenden (Wehrsold) ist nun überhaupt nicht mehr mit der Bezahlung der regulär Beschäftigten vergleichbar.

Merkwürdigerweise dulden Leitungen und Träger von Einrichtungen diesen staatlichen Raum in ihren Betrieben, obwohl die Regeln der Befehls- und Kommandostruktur des Militärs gelten. Sie haben rechtlich nicht einmal die Möglichkeit, den Zivildienstleistenden, der bei ihnen zum Einsatz kommt, selbst zu bestimmen. Die Personalhoheit von Einrichtungsleitungen ist bekanntlich etwas, was sie wie ihren Augapfel hüten.

Praktisch ist es in der Regel so: Ein Mitarbeiter der Personalverwaltung der größeren Einrichtungen oder der Leiter kleinerer Einrichtungen fungiert gegenüber dem Bundesamt für den Zivildienst sozusagen als Unteroffizier vor Ort und führt die Truppe seiner Zivildienstleistenden in seinem Betrieb an. Dadurch, daß die Kriegsdienstverweigerer sich heute ihre Zivildienstplätze oft selbst suchen, und weil die „Unteroffiziere" der Zivildienststellen dem Bundesamt für den Zivildienst Einberufungsvorschläge machen können, ist diese Untergrabung der Personalhoheit etwas relativiert. Da das Bundesamt für den Zivildienst Interesse an einer reibungslosen Abwicklung des Zivildienstes hat, und sich von daher mindestens derzeit mit den Zivildienststellen (also Betrieben in der Alten- und Krankenpflege) gut stellt, gibt es wenig Meinungsverschiedenheiten. Interessant ist in diesem Zusammenhang der nicht selten beobachtete Effekt, daß diejenigen Personen, die die „Unteroffiziersrolle" in den Betrieben übernehmen, sich tatsächlich plötzlich mit militärischem Gehabe in die Aufgabe des Kommandierens der Zivildienstleistenden hineinbegeben. Warum aber dulden Heimleitungen dieses Hineinregieren in ihre Betriebe?

Bei einigem Nachdenken müßte es doch auch jedem Gewerkschafter und jedem Personal- bzw. Betriebsrat einsichtig sein, daß er hier Beschäftigte in der Belegschaft hat, die außerhalb der in den Jahrzehnten hart erkämpften Rechtsstellung der Arbeitnehmer stehen. Die Ungültigkeit von Tarifverträgen für einen bestimmten Personenkreis in der Einrichtung, der ja nicht selten bis zu 10 Prozent der gesamten Belegschaft ausmacht, die Rechtlosigkeit im Rahmen der Personalvertretungsrechte – diese Dinge müssen doch zu denken geben. Konsequenterweise müßten Gewerkschafter, Betriebs- und Personalräte darauf drängen, daß für die Zivildienstleistenden ein Arbeitnehmerstatus mit tarifvertraglicher Regelung der Arbeitszeit, des Arbeitsentgeltes usw. geschaffen wird. Stattdessen gucken sie weg, wenn in ihren Betrieben Arbeitnehmer zweiter Klasse beschäftigt sind. Arbeitnehmer, mit denen man theoretisch alles machen kann, die für wenig Geld für jede Aufgabe eingesetzt werden können, die vieles nur deswegen ertragen, weil ihr „Arbeitsverhältnis" durch die Dauer des Zivildienstes befristet ist.

Gerade dieser letzte Aspekt, daß Zivildienstleistende alles, was sie zu ertragen haben, ja nur für eine bestimmte Zeit ertragen müssen, bewirkt wohl, daß über die strukturellen Probleme hinweggesehen wird.

Wer die Erfahrungsberichte der jungen Menschen aus diesem Buch liest, wird merken, daß hier entscheidende Mängel in der sozialen Struktur unserer Gesellschaft aufgedeckt werden: Junge Menschen werden mißbraucht, indem sie ohne berufliche Qualifikation und ohne ausreichende Unterstützung körperliche und vor allem psychische Schwerstarbeit zu leisten haben. Sie werden dabei eingesetzt wie ihre festangestellten Kolleginnen und Kollegen auch und sind dennoch völlig rechtlos: Arbeitnehmer zweiter Klasse.

Peter Tobiassen

Interessen, Konflikte, Bündnispartner, Lösungswege

Ein Ratgeber für Zivildienstleistende in der Altenpflege

Was will ich in einem Altenheim? Will ich die Lebenssituation der alten Menschen verbessern? Will ich ihnen den Alltag ein bißchen verschönern? Zeit haben für die alten Menschen? Mit ihnen spazierengehen oder vorlesen?

Sollen die alten Menschen eigentlich im Heim sein? Muß man sie nicht aus dem Heim befreien? Wenn man im Heim gut mitarbeitet, hilft man dann nicht nur, die Situation zu verschlimmern, weil das Altengefängnis besser funktioniert?

Ich bin Kriegsdienstverweigerer, reichen mir die Antworten auf diese Fragen? Oder will ich meinen Kollegen beweisen, daß Kriegsdienstverweigerer sich nicht drücken, sondern auch ihren Dienst an der Gemeinschaft leisten? Oder ihnen, die sie viel zu wenige auf der Station sind, helfen, besser mit ihrer Arbeit fertig zu werden?

Oder will ich als Kriegsdienstverweigerer etwas ganz anderes, nämlich gegen Militär und Kriegsplanung arbeiten? Wie kann ich verhindern, daß die eigene Altenpflegeausbildung und -praxis von militärischen Planern mißbraucht wird? Welche Rolle spielt das Altenheim in der zivil-militärischen Zusammenarbeit? Gibt es Katastrophenpläne, die nur dem Krieg dienen und jeden, der Pflegedienst gelernt hat, entsprechend einplanen?

Wenn man seine Interessen wahrnehmen, vertreten will, muß man sich zunächst die genannten Fragen beantworten. Das ist gar nicht so einfach. Will man besser mit den alten Menschen umgehen können und fordert deshalb eine bessere Ausbildung (Einführungslehrgang und fachliche Begleitung), dann wird man auch besser für die militärischen Mißbraucher nutzbar. Will man sich nur um die kriegsmäßige Verplanung der Alteneinrichtung kümmern, so setzt man sich schnell dem Vorwurf aus, nicht für Hilfsbedürftige arbeiten zu wollen und faul zu sein. Setzt man sich dafür ein, daß Mißstände abgestellt werden, bekommt man den Vorwurf, Arbeitsplätze zu gefährden, weil die Einrichtung bei Bekanntwerden der Mißstände ins Gerede kommt und geschlossen werden könnte.

Über diese Fragen kann man vor allem mit den ZDL-Kollegen reden und Antworten finden, die für einen selbst richtig, aber den Kollegen auch vermittelbar sind. Außerdem kann man so auch beraten, ob etwas zu unternehmen ist und wie man dafür sorgt, daß man nicht als Spinner abgetan werden kann.

Am besten ist es natürlich, wenn man mit seinen Forderungen selbst eine Auseinandersetzung beginnen kann. Man kann dann den Zeitpunkt bestimmen und vor allem mit vielen potentiellen Bündnispartnern vorher reden. Oft wird man aber auch in Auseinandersetzungen gezwungen, weil die Zustände einfach so sind, daß man sofort handeln muß. Im folgenden soll über Personen und Funktionen, Institutionen und Kontrolleinrichtungen berichtet werden, damit jeder, der in Auseinandersetzungen steht, weiß, wen er ansprechen kann und wer ihm welche Hilfe geben kann.

Eines ist sehr wichtig: Jede Sache muß man selber durchstehen können. Es kann Situationen geben, die so schwierig sind, daß Auseinandersetzungen für einzelne nicht durchhaltbar sind. Wer die Arbeits- und allgemeinen Bedingungen in der Dienststelle nicht bewältigen kann, kann sich versetzen lassen. Das Bundesamt für den Zivildienst hilft in solchen Situationen nach aller Erfahrung schnell, obwohl der Vorschriftenrahmen des Leitfadens hier wie in vielen anderen Fragen so realitätsfremd eng ist, daß man den Eindruck hat, gar keine Chance auf Versetzung zu haben. Den Versetzungsantrag muß man mit Hinweis auf die nichtbewältigbare Arbeit begründen. Dafür kann es sinnvoll sein, sich mit einem Zivildienstseelsorger zu beraten. Die Versetzungsmöglichkeit gibt es zu jedem Zeitpunkt der Auseinandersetzung. Die eigene Kraft muß richtig eingeschätzt werden, so daß man nicht am Schluß nur Opfer der Auseinandersetzung ist.

Anfrage oder Beschwerde

Man muß sicherlich unterscheiden, ob man sich für seine eigenen Rechte einsetzt oder um die Probleme seiner Klienten, nämlich der alten Menschen kümmert. Bei eigenen Anliegen hat man die Folgen des eigenen Handelns selber zu tragen. Wenn man für die Rechte der alten Menschen eintritt, muß man deren Rechte berücksichtigen und strikt beachten, denn sie sind – ob sie es wollen oder nicht – dann an der Auseinandersetzung beteiligt. Es gibt aber auch Situationen, in denen das eigene Gewissen einem vorschreibt, zu handeln und zu melden. Dann gilt es zu handeln.

Viele Beschwerden setzen voraus, daß man den Sachverhalt genau kennt und auch die Vorschriften, an denen der Sachverhalt zu messen ist. Erst wenn die Wirklichkeit hinter diesen Vorschriften und allgemeinen Normen zurückbleibt, gibt es einen Grund, sich zu beschweren. Zunächst ist deshalb eine Anfrage oft hilfreicher als eine Beschwerde. Mit einer Anfrage teilt man den Sachverhalt (Mißstand) mit, ohne Vorwürfe zu erheben. Die Antwort hilft zu erkennen, wie groß das Problem wirklich ist und wie die antwortende Stelle sachlich über ein Problem denkt. Oftmals hilft eine solche Anfrage schon, den Stein erheblich ins Rollen zu bringen.

Im Streit um ein Problem kann man sich manchmal mit dem Streitpartner darauf einigen, gemeinsam bei einer vorgesetzten Stelle nachzufragen, um Auskunft über rechtliche Regelungen zu bekommen. Dazu kann man eine gemeinsame Anfrage schreiben oder auch zwei Anfragen aus unterschiedlichen Sichtweisen. Auf Grund der Antwort/Auskunft kann der Streit dann fortgesetzt oder meistens – beigelegt werden.

Beschwerden haben einen anderen Charakter, sie sind in der Regel schärfer gefaßt und enthalten einen Vorwurf gegen denjenigen, über den man sich beschwert. Sie beinhalten neben einer Sachaufklärungsbitte auch immer die Bitte, denjenigen zurechtzuweisen, der falsch handelt. Sie ist eine klare Aufforderung an die vorgesetzte Behörde, tätig zu werden.

Dienstweg

Dienstwege sind einzuhalten, so schreibt es das Gesetz auch bei Beschwerden vor (§ 41 ZDG). Für viele ist das so undurchschaubar, daß sie gar nicht erst solch einen Schritt wagen. Im Grunde ist es aber ganz einfach (vgl. Abschnitt B 8 des Leitfadens für die Durchführung des Zivildienstes):

Anträge, die auch auf den Dienstweg eingereicht werden müssen, gehen immer zunächst an den Dienststellenleiter. Dieser leitet sie mit Stellungnahme an die entscheidende Stelle weiter, sofern er nicht selber entscheiden darf. Beschwerden über den Dienststellenleiter sind natürlich nicht bei diesem einzureichen, sondern bei der nächsthöheren Stelle, also dem Direktor des Bundesamtes für den Zivildienst. Beschwert man sich über diesen oder sein Amt, so kann man sich an das Bundesministerium für Jugend, Familie, Frauen und

Gesundheit direkt wenden. (Es gibt „allgemeine Belehrungen“, die Zivildienstleistende zu Beginn des Dienstes unterschreiben sollen. Danach sind auch Beschwerden ausschließlich nur beim Leiter der Zivildienststelle einzureichen. Das Gesetz sagt es aber anders. Deshalb ist die Belehrung sowohl im Punkt „Dienstweg bei Beschwerden“ als auch in vielen anderen Punkten falsch. Bei genauer Betrachtung handelt es sich insgesamt eher um eine „allgemeine Unrechtsbelehrung“.) Da die meisten Beschwerden über Vorkommnisse in der Dienststelle geführt werden, kann man sich sofort an das Bundesamt für den Zivildienst wenden. Sie werden dort immer über den Tisch der unmittelbaren Mitarbeiter des Direktors gehen, in der Regel aber praktisch von den Sachbearbeitern im Amt bearbeitet. Wer bearbeitet hat, ergibt sich aus der Telefonnummer (Durchwahlnummer), die dem Antwortschreiben zu entnehmen ist. Diese gehört in der Regel nicht dem Unterzeichner der Antwort.

Gemeinschaftliche Beschwerden sind unzulässig, nicht aber mehrere Einzelbeschwerden zum gleichen Sachverhalt.

Das Bundesamt für den Zivildienst hat verschiedene seiner Aufgaben an die Verwaltungsstellen der Wohlfahrtsverbände bzw. die Zivildienstgruppen abgegeben. Dazu gehört auch die Überprüfung von Beschwerden. Außerdem wird natürlich derjenige, über den man sich beschwert, zu der Beschwerde gehört. In der Regel wird ihm die Beschwerde in Kopie vorgelegt und er um Stellungnahme gebeten. Deshalb kann man in diesem Rahmen auch von Personen auf die Beschwerde angesprochen werden, die man selbst nicht informiert hat.

Verschwiegenheitspflicht im Zivildienst (Almut Hannover)

Eine Situationsschilderung: In einem Altenpflegeheim herrscht eine so eklatante personelle Unterbesetzung, daß die ordnungsgemäße Versorgung eines alten und kranken Heiminsassen nicht mehr gewährleistet ist. Der alte Mann muß gefüttert werden und verweigert, wenn man sich nicht intensiv beim Füttern mit ihm beschäftigt, die Nahrungsaufnahme. Aufgrund mangelnder Zeit des Personals nimmt der alte Mann praktisch keine Nahrung mehr zu sich. Es besteht die akute Gefahr, daß er stirbt.

Darf der Zivildienstleistende, der in diesem Altenpflegeheim arbeitet, über diesen Fall und über die Ursachen berichten?

Es gibt zwei verschiedene Arten von Schweigepflichten. Zivildienstleistende unterliegen einmal der Amtsverschwiegenheit, die in § 28 ZDG normiert ist: „Der Dienstpflichtige hat, auch nach seinem Ausscheiden aus dem Zivildienst, über die ihm bei seiner dienstlichen Tätigkeit bekannt gewordenen Angelegenheit Verschwiegenheit zu bewahren. Dies gilt nicht für Mitteilungen im dienstlichen Verkehr oder über Tatsachen, die offenkundig sind oder ihrer Bedeutung nach keiner Geheimhaltung bedürfen."

Neben dieser sogenannten Pflicht zur Amtsverschwiegenheit besteht die Pflicht, Privatgeheimnisse nicht zu offenbaren. Gemeint ist der Schutz des sich einer im sozialen Bereich tätigen Person anvertrauenden alten Menschen oder Patienten. Das gilt beispielsweise für das, was man von einem Insassen des Altersheimes aus dessen Leben anvertraut bekommt oder auch der Gesundheitszustand einer bestimmten zu betreuenden Person. Entsprechend der ärztlichen Schweigepflicht sind auch die im medizinischen oder pflegerischen Bereich mithelfenden Zivildienstleistenden diesem sogenannten Berufsgeheimnis unterworfen. In § 203 StGB heißt es: „Wer unbefugt ein fremdes Geheimnis, namentlich ein zum persönlichen Lebensbereich gehörendes Geheimnis oder ein Betriebs- oder Geschäftsgeheimnis, offenbart, das ihm als . . . Angehörigen eines . . . Heilberufes . . . (oder als) für den öffentlichen Dienst besonders Verpflichteten . . . anvertraut worden oder sonst bekanntgeworden ist, wird . . . bestraft."

Wenn man sich diese Unterteilung in zwei verschiedene Schweigepflichten, nämlich einmal die zum Schutz der Geheimnisse der Behörde und zum anderen die zum Schutz der privaten Geheimnisse der Altenheiminsassen bestehende, vergegenwärtigt, hat man einen Anhaltspunkt dafür, was nicht weitergegeben werden darf. Die Kommentierung des § 28 ZDG ist ebenso dürftig wie die zu den entsprechenden §§ im Soldatengesetz oder im Bundesbeamtengesetz. „Bei der dienstlichen Tätigkeit bekanntgewordene Angelegenheiten" können danach nur solche Angelegenheiten sein, die den Kernbereich behördlicher Tätigkeit betreffen. Beispielhaft werden aufgeführt vorbereitende Maßnahmen und Besprechungen über zu erlassende amtliche Verfügungen, insbesondere über Gesetzesentwürfe oder Verwaltungsvorschriften, Personalentscheidungen, Umgliederungen in der Verwaltung, Vorgänge in Sitzungen von Ausschüssen und ähnliches. Als gegen die amtliche Verschwiegenheit von Soldaten bzw. Beamten (Beispiele aus dem Bereich des Zivildienstes fehlen) verstoßende Äußerungen würden beispielsweise die Weitergabe von Namen ins Ausland zu versetzender Soldaten an eine Möbelspedition, die Verbreitung von geplanten Änderungen des Arbeitsförderungsgesetzes durch den Leiter eines Landesarbeitsamtes oder die Weiterleitung einer Anklageschrift durch einen Staatsanwalt an außenstehende Dritte angesehen. Anhand dieser Beispiele läßt sich ersehen, daß der Zivildienstleistende bei seiner Arbeit im Altenheim in der Regel gar nicht mit den eigentlichen Dienstgeheimnissen im Sinne des § 28 ZDG konfrontiert wird. Zweifellos ist es dem Zivildienstleistenden untersagt, beispielsweise eine bevorstehende Einberufung eines bestimmten Zivildienstleistenden, von der er anläßlich seiner dienstlichen Tätigkeit erfährt, bekanntzugeben oder etwa ein Schreiben des Bundesamtes für Zivildienst über die Auseinandersetzung, ob eine Einberufung als Zivildienststelle anerkannt wird oder bleibt. Hierbei handelt es sich eindeutig um innerbehördliche Angelegenheiten, die dem Amtsgeheimnis unterliegen.

Für diesen Bereich ist wichtig zu wissen, daß die Pflicht zur Amtsverschwiegenheit grundsätzlich gegenüber jedermann besteht. Ausgenommen sind sogenannte Mitteilungen im dienstlichen Verkehr (vgl. den Text des § 28 ZDG). Es handelt sich hierbei um den Bereich, in dem die Amtsträger „unter sich" sind, also um Mitteilungen gegenüber Personen, zu denen der Zivildienstleistende in dienstlichen Beziehung steht, wie Vorgesetzten, aber auch anderen Mitarbeitern innerhalb derselben oder auch zu einer anderen Behörde, wenn die Mitteilung zur dienstlichen Unterrichtung des Adressaten erfolgt, also in irgendeiner Weise für die dienstliche Zusammenarbeit von Bedeutung ist. Wenn man vorgesetzte Dienststellen oder verantwortliche aufsichtsführende Gremien unterrichtet, ist das eine „Mitteilung im dienstlichen Verkehr" und kann keine Verletzung der Verschwiegenheitspflicht bedeuten.

Ebenfalls nicht unter die Schweigepflicht fallen offenkundige Tatsachen, also solche Tatsachen, die allgemein bekannt sind oder einer unbegrenzten Zahl von Personen bekannt sein können (z.B etwas, was bereits in der Tagespresse erwähnt worden ist). Schließlich fallen nicht Mitteilungen darunter, die ihrer Bedeutung nach keiner Geheimhaltung bedürfen, also persönliche Erlebnisse des Zivildienstleistenden aus dem Dienstgeschehen.

Als grobe Richtlinie sollte sich der Zivildienstleistende jeweils fragen, in wessen Interesse er jeweils Geheimnisse zu hüten hat. So leuchtet es jedermann ein, daß ein Polizist nicht berechtigt wäre, über einen bevorstehenden Einsatz der Polizei Dritten Mitteilungen zu machen, genauso wie es jedermann einleuchtet, daß ein Arzt nicht über Krankheit eines bestimmten Patienten oder ein Rechtsanwalt nicht über die von einem Mandanten geplante Scheidung an Dritte Mitteilung machen darf.

Bezogen auf unseren Beispielfall steht demnach einer Mitteilung eklatanter Mißstände, die noch dazu zur Gefährdung der Altenheiminsassen führen können, nichts im Wege. Selbst das Bundesamt für den Zivildienst kann kein Interesse darin haben, daß eine von ihm anerkannte Beschäftigungsdienststelle ihre sozialen Aufgaben nicht ordnungsgemäß erfüllt. Die Tätigkeit der Dienststellen muß nicht zuletzt im Interesse des Bundesamtes einer gewissen Kontrolle durch die Zivildienstleistenden unterliegen, damit beispielsweise eine ausgesprochene Anerkennung gegebenenfalls später zurückgenommen werden kann.

Was die Verschwiegenheitspflicht gegenüber der im Beispielsfall genannten Pflegeperson angeht, sind deren private Geheimnisinteressen sicherlich nicht verletzt, wenn der Fall ohne Bezugnahme auf den Namen oder sonstigen Merkmale, die eine Identifizierung des Betroffenen möglich machen könnten, Dritten oder der Öffentlichkeit geschildert wird. Erfolgt eine Entbindung von der Schweigepflicht (was hier durch die betreffende Person geschehen kann), gelten überhaupt keine Einschränkungen.

Wichtig zu wissen ist noch, daß die Verletzung der Amtsverschwiegenheit disziplinarrechtliche Folgen haben kann, strafrechtliche dagegen nur, wenn bei der Verletzung des Dienstgeheimnisses wichtige öffentliche Interessen gefährdet werden. Die Gefährdung des Ansehens einer Behörde reicht hierfür aber nicht aus. Die Verletzung der Schweigepflicht über Privatgeheimnisse und der ärztlichen Schweigepflicht ist dagegen ohne weiteres eine Straftat.

Schließlich findet die Pflicht zur Amtsverschwiegenheit da ihr Ende, wo dem Dienstpflichtigen Straftaten bekannt werden. In einigen Bundesländern gibt es Rechtsverordnungen über den gewerbsmäßigen Betrieb von Altenheimen und Altenpflegeheimen, die bestimmte Mindestanforderungen nicht nur für die Einrichtung eines Heimes, sondern auch für die Eignung des Leiters und die Beschäftigtenzahl enthalten, deren Mißachtung strafbar ist. Treten eklatante Mißstände auf, sollte man sich die entsprechenden Rechtsverordnungen beschaffen und bei Vorliegen eines Straftatbestandes dieses ohne Bedenken anzeigen. Schließlich kann im gewählten Beispiel auch die Straftat einer Körperverletzung durch Unterlassen gegeben sein, so daß auch von daher keine Bedenken gegen eine Mitteilung des Mißstandes an Dritte bestehen.

Vertrauensmänner

In jeder Dienststelle mit fünf und mehr Zivildienstleistenden sollen Vertrauensmänner gewählt werden. Da Vertrauensmänner im Gesetz vorgesehen sind und das Bundesamt für den Zivildienst Interesse an Ansprechpartnern hat, ist nach dem Leitfaden für den Zivildienst die Dienststellenleitung gehalten, die Wahl von Vertrauensmänner einzuleiten. Zivildienstleistende können natürlich auch selbst für die Wahl sorgen, wenn die Dienststelle ihren Pflichten nicht nachkommt.

Vertrauensmänner haben mit ihrer besonderen Rechtsstellung an sich erhebliche Mitsprache- und auch Eingriffsmöglichkeiten. Sie sind vom Dienststellenleiter über alle wichtigen Abläufe (z.B. Einsatzbereiche, Dienstplangestaltung) zu informieren. Ihrerseits können sie Vorschläge der Zivildienstleistenden einbringen, müssen eigentlich sogar regelmäßig von der Dienststellenleitung gehört werden. Sie können Sprechstunden abhalten, ihre Kollegen am Arbeitsplatz besuchen und erhalten dafür die notwendige Zeit und Arbeitsmaterialien, z.B. den Leitfaden für die Durchführung des Zivildienst und Sprechstundenzeit.

Die Praxis sieht oft katastrophal anders aus. Vor allem in Dienststellen, in denen die Wahrnehmung der Rechte der Vertrauensmänner bitter nötig wäre, versucht die Dienststellenleitung, diese Rechte zu beschneiden. Hier können Betriebs- oder Personalräte, manchmal auch das Bundesamt für den Zivildienst helfen. Vor allem ist hier wichtig, daß man sich nicht einschüchtern läßt. Die Tätigkeit der Vertrauensleute ist gesetzlich abgesichert und durch den Leitfaden für die Durchführung des Zivildienstes, der für die Dienststellen verbindlich ist, konkretisiert.

Vertrauensmänner können sich in allen Situationen für einzelne Zivildienstleistende an die Dienststellenleitung wenden. Sie können vorbringen, vermitteln und Auskunft verlangen. In allen Gesprächen kann man einen Vertrauensmann hinzuziehen, damit man nicht allein der Dienststellenleitung gegenübersteht. In verschiedenen Verfahren ist es sogar vorgeschrieben, daß die Vertrauensmänner gehört werden müssen.

Wichtig ist, daß die Vertrauensmänner sich auch zu Wort melden. An sich darf ihnen aus ihrer Tätigkeit kein Nachteil entstehen. Allerdings ist auch das wieder nur Theorie, weil es anders als bei Jugendvertretern und Betriebsräten keinen Kündigungs-(„Versetzungs-“)schutz gibt. Das Bundesamt für den Zivildienst gibt sich nur allzuoft dazu her, willkürlichen Versetzungsgesuchen von Dienststellen, die den Vertrauensmann der Zivildienstleistenden loswerden wollen, nachzukommen.

Das darf aber nicht davon abhalten, den gesetzlich abgesicherten Vertrauensmannn einzuschalten und seine Möglichkeiten zu nutzen. In vielen Konflikten wird er die erste und zunächst wichtigste Person sein, die sich einsetzten kann.

Betriebs-, Personalrat, Mitarbeitervertretung (Wolfgang Pieper)

Die Beschäftigten in den Einrichtungen können auf Grundlage von rechtlichen Bestimmungen eine Interessensvertretung wählen. In privatrechtlich organisierten Einrichtungen gilt das Betriebsverfassungsgesetz, in öffentlichen Einrichtungen das jeweils geltende Landespersonalvertretungsgesetz und in kirchlichen Einrichtungen die geltende Mitarbeitervertretungsordnung. Aus den gesetzlichen Begrifflichkeiten läßt sich unschwer ablesen, welches Gremium in welcher Einrichtung vorhanden sein müßte. In den Einrichtungen, in denen mindestens 5 Arbeitnehmer, die über 18 Jahre alt sind, beschäftigt werden, kann eine Interessenvertretung gewählt werden. Diese Mitarbeitervertretung, Betriebsrat/Personalrat, soll im wesentlichen darüber wachen, daß die rechtlichen Bestimmungen, die insbesondere zugunsten der Arbeitnehmer vorhanden sind, eingehalten werden. Des weiteren sollen sie Beschwerden und Anregungen von den Beschäftigten entgegennehmen und, falls diese berechtigt erscheinen, in Verhandlungen mit dem Arbeitgeber auf eine Lösung hinwirken.

Die Interessensvertreter/-innen haben Mitbestimmungs- und Mitwirkungsrechte. Wie weit diese im einzelnen gehen, ist in den verschiedenen rechtlichen Unterlagen auch unterschiedlich geregelt.

Zivildienstleistende gelten nicht als Arbeitnehmer oder Beschäftigte im Sinne der Regelungen für die Interessensvertretung der Beschäftigten. Somit können sie diese nicht mitwählen. Die Interessensvertretungen der Beschäftigten haben daher auch rechtlich keine abgesicherten Möglichkeiten, auf die Bedingungen und Probleme der Zivildienstleistenden einzugehen.

Dennoch können diese Interessensvertretungen durchaus auch etwas für Zivildienstleistende tun. Häufig hat der Einsatz der Zivildienstleistenden auch etwas mit den Bedingungen für die übrigen Beschäftigten zu tun, so daß immer ein mittelbarer Zusammenhang besteht. In Fragen der Arbeitsbedingungen sind häufig auch die Beschäftigten den gleichen Bedingungen ausgesetzt. Von daher gibt es genügend Ansatzpunkte, gemeinsam auf eine Änderung der Verhältnisse zu drängen.

Betriebsräte, Personalräte und Mitarbeitervertretungen haben die Möglichkeit, zu ihren Sitzungen sachkundige Personen zu einzelnen Fragen hinzuzuziehen. Es ist durchaus denkbar, daß zum Beispiel der Vertrauensmann der Zivildienstleistenden auch an einer Sitzung teilnimmt, um über die Situation der Zivildienstleistenden zu berichten.

Ist ein Vertrauensmann nicht gewählt, so können sich die Zivildienstleistenden mit ihren Anliegen direkt an den Betriebsrat wenden. Dieser hat auf die Berücksichtigung der Anliegen, soweit sie berechtigt erscheinen, bei der Dienststellenleitung hinzuwirken (Leitfaden B 7 1.5).

In der Praxis wird es nicht immer so sein, daß die Zivildienstleistenden Betriebsräte, Personalräte oder Mitarbeitervertreter vorfinden, die tatsächlich bereit sind, sich auch mit ihren Problemen auseinanderzusetzen. Es ist sicherlich sinnvoller, sich vorher zu informieren, wie die jeweilige Vertretung zusammengesetzt ist und wer gegebenenfalls ansprechbar wäre. Kolleginnen und Kollegen, die Mitglied der Gewerkschaft ÖTV sind, sind im Regelfall immer ansprechbar. In den Einrichtungen, in denen eine größere Anzahl von Beschäftigten in der ÖTV organisiert ist, gibt es meist auch gewerkschaftliche Vertrauensleute. Es gibt auch Einrichtungen, in denen gewerkschaftliche Betriebsgruppen bestehen. In diesen Fällen ist es empfehlenswert, sich an gewerkschaftliche Vertrauensleute oder an die ÖTV-Betriebsgruppe zu wenden, um die Probleme der Zivildienstleistenden in deren Diskussionen einzubringen und mit ihnen gemeinsam zu prüfen, wie die Belange der Zivildienstleistenden in die gewerkschaftliche Arbeit einbezogen werden können.

Die Gewerkschaftsmitglieder in einer Einrichtung wählen ihre Vertrauensleute. Diese Vertrauensleute sollen die Sprecher/-innen der Kolleginnen und Kollegen in der Einrichtung sein. Die Probleme und Forderungen, die von den Beschäftigten diskutiert werden, sollen an die überbetrieblichen ÖTV-Gliederungen weitergetragen werden. Auf der anderen Seite sollen sie auch über die gewerkschaftliche Politik und deren Ziele informieren.

Die Vertrauensfrau oder der Vertrauensmann sind also die Ansprechpartner für die Zivildienstleistenden, die ein Interesse daran haben, daß auch im gewerkschaftlichen Bereich ihre Probleme behandelt, mitbedacht und diskutiert werden.

Sollten in den Einrichtungen keine Vertrauensleute gewählt worden sein, so besteht durchaus die Möglichkeit, sich an die ÖTV-Kreisverwaltung zu wenden. Dort kann man Näheres über die gewerkschaftliche Arbeit am Ort erfahren und auch Auskunft darüber bekommen, wer gegebenenfalls in der Einrichtung angesprochen werden kann.

Die meisten Einrichtungen, in denen Zivildienstleistende tätig sind, fallen in den Organisationsbereich der Gewerkschaft ÖTV. Zivildienstleistende, die bereits bei Beginn ihres Zivildienstes Mitglied einer Einzelgewerkschaft waren, können in dieser Organisation auch während ihrer Zivildienstzeit Mitglied bleiben. Ein Eintritt während des Zivildienstes in eine Gewerkschaft war bisher nicht möglich. Der Gewerkschaftstag der Gewerkschaft ÖTV hat im Juni 1988 beschlossen, daß auch Zivildienstleistende die Möglichkeit

bekommen sollen, Mitglied in der Gewerkschaft ÖTV zu werden. Eine entsprechende Satzungsänderung soll bis spätestens 1990 vorgenommen werden. Damit ist eine wichtige Voraussetzung gegeben, daß die Zivildienstleistenden mit den Beschäftigten gemeinsam in der Gewerkschaft ÖTV zusammenarbeiten, um die vorhandenen Probleme zu beseitigen und die Bedingungen zu verbessern.
Kontaktadresse:
ÖTV-Hauptvorstand, Bundesjugendsekretariat,
Theodor-Heuss-Str. 2, 7000 Stuttgart 1, Tel.: 0711/2097-1

Verbandsfunktionäre

Auch innerhalb eines Verbandes oder einer Einrichtung kann man durchaus Hilfe bekommen. Viele Heime haben einen Heimvorstand, an den man sich wenden kann. Sie repräsentieren die Einrichtung nach außen. Ihnen ist auch ein Heimleiter rechenschaftspflichtig. Vor allem aber sind sie daran interessiert, daß ihr Heim nach außen gut dasteht. Deshalb sind sie vielfach ansprechbar auf Mißstände und Unzulänglichkeiten. Es gilt hier natürlich, daß das hauptamtliche Personal oft viele Jahre, der Zivildienstleistende aber nur kurze Zeit in dem Betrieb ist. Daraus ergeben sich Loyalitäten, die oft zu Ungunsten des Zivildienstleistenden bestehen.

Einfacher ist die Situation in Einrichtungen, die außerdem noch einem Wohlfahrtsverband angehören. Innerhalb des Verbandes gibt es Fachaufsichten bzw. -abteilungen sowie Vorstände, die peinlich darauf achten, daß das Image ihres Verbandes gut ist. Nur so lassen sich Menschen zu Spenden bewegen. Nur so sind alte Menschen bereit, ihren Lebensabend in einem Heim des Verbandes zu verbringen. Nur so haben die Angehörigen bei der Unterbringung (oder Abschiebung) der alten Familienmitglieder ein „gutes“ Gewissen.

Dieser Umstand bringt es mit sich, daß Kritik nach Meinung dieser Vorstände sofort ausgeräumt werden muß. Zwei Wege gibt es dazu: Den Mißstand abstellen oder den Kritiker rausschmeißen. Hier können Vorgespräche klären, wozu der jeweilige Vorstand neigt. Ist er gewillt, sich ernsthaft für eine Fortentwicklung und Verbesserung der Arbeit in der Einrichtung einzusetzen, wird sicher die Kritik aufgenommen und in das Konzept integriert.

Neigen sie dazu, den Kritiker rauszuschmeißen, dann ist es egal, ob man sich an sie oder an andere wendet, die Reaktion aus diesen Reihen wird dann immer ähnlich sein.

Zivildienstseelsorger

Viele Kriegsdienstverweigerer kennen von ihrem KDV-Verfahren kirchliche Beauftragte, die Gesprächspartner und Helfer waren, um sich in der Sache klar zu werden und mit den behördlichen Anforderungen umgehen zu können. Inzwischen haben Landeskirchen und Diözesen wegen der vielen Schwierigkeiten im Zivildienst angefangen, einzelne ihrer Pfarrer zu bitten, speziell für Fragen der Zivildienstleistenden zur Verfügung zu stehen. Die Anschriften erhält man bei den landeskirchlichen (evangelischen) bzw. diözesanen (katholischen) Beauftragten für die Seelsorge an Zivildienstleistenden (Anschriften im Anhang) oder in jedem Pfarramt. Man kann natürlich auch die Seelsorger für die Kriegsdienstverweigerer fragen, allemal dann, wenn man sie vom KDV-Verfahren schon kennt. Und wie können Pfarrer helfen? Sie sind in aller Regel weder Heimspezialisten noch Arbeitsrechtler. Vielfach werden sie sogar behaupten, sie kennten von der Sache überhaupt nichts. Selbst wenn das so ist, macht das für ein erstes Gespräch gar nichts. Pfarrer unterliegen der Schweigepflicht, deshalb kann man ihnen alles erzählen, ohne selbst gegen die eigene Verschwiegenheitspflicht zu verstoßen. Man kann im Gespräch mit dem Pfarrer seine eigenen Gedanken ordnen und prüfen, ob die eigene Wahrnehmung richtig ist. Man kann auch prüfen, ob man Außenstehenden überhaupt vermitteln kann, was im Heim vorgeht. Und man kann gemeinsam überlegen, wie man dem Konflikt beikommt, wen man einschalten und informieren sollte, kann und darf.

Vor allem aber können Pfarrer vielfach auch praktisch helfen. Sie sind in der Regel von allen anerkannte Personen, denen ein vermittelndes Gespräch fast nie verwehrt wird. Mir ist kein Fall bekannt, in dem ein Pfarrer vom Dienststellenleiter aus der Einrichtung geworfen wurde. Wenn man also den Eindruck hat, ein Gespräch mit Dienststellenleiter, Kollegen oder anderen hilft, den Konflikt zu bewältigen, so kann ein Pfarrer ein solches Gespräch vermitteln, es moderieren und mit Sicherheit auch helfen, daß die Argumente des Zivildienstleistenden, aber auch die Probleme und Schwierigkeiten bei den Gesprächspartnern richtig ankommen. Man sollte also keine Scheu haben, sich an einen Pfarrer zu wenden. Ob er einem helfen kann, wird sich schon im ersten Gespräch ergeben.

Regionalbetreuer

Regionalbetreuer sind Außendienstmitarbeiter des Bundesamtes für den Zivildienst. Es ist deshalb – formal gesehen – egal, ob man sich direkt an diese oder an das Bundesamt für den Zivildienst wendet. Praktisch ist das allerdings häufig doch ein Unterschied, weil der Weg über das Bundesamt mehr Personen einschaltet und damit mehr Kontrolle bringt. Zum Gespräch in der Dienststelle erscheint als Vertreter des Bundesamtes konkret (fast) immer nur der Regionalbetreuer.

Wendet man sich direkt an den Regionalbetreuer, so weiß zunächst nur er von einem möglichen Konfliktfall in der Dienststelle. Ob er dem Bundesamt davon berichtet, hängt davon ab, wie er den Konflikt „in den Griff bekommt".

Regionalbetreuer sind viele Jahre in ihrer Region, haben immer wieder mit den ihnen gut bekannten Dienststellenleitern zu tun, mit denen sie langfristig zusammenarbeiten müssen. Die Zivildienstleistenden aber wechseln alle anderthalb oder zwei Jahre, viele sind willig und unproblematisch, in den Augen der Regionalbetreuer machen nur einzelne „Schwierigkeiten". Deshalb ist es aus der Sicht der Regionalbetreuer für ihre eigene Arbeitsökonomie häufig sinnvoller, der Dienststelle recht zu geben, da sie mit dieser lange, mit dem Zivildienstleistenden aber nur kurz auskommen müssen. Dem Zivildienstleistenden Unrecht zu geben und den Konflikt abzuwürgen bzw. unter den Teppich zu kehren, ist in dieser Situation leichter und geschieht häufig.

Wenn man sich mit seiner Beschwerde oder Frage an das Bundesamt für den Zivildienst wendet, wird zwar auch der Regionalbetreuer geschickt, aber die Kölner Behörde läßt sich in aller Regel berichten. Damit wird ein Beschwerdevorgang aktenkundig. (Ich habe immer die stille Hoffnung, daß bei vielen Beschwerden im Laufe der Zeit das Bundesamt von Amts wegen einschreiten muß. Ob diese Hoffnung schon einmal erfüllt worden ist, weiß ich nicht).

Nach ihrer Funktion vertreten die Regionalbetreuer die aufsichtsführende Behörde in ihrer Region. Deshalb sollte man annehmen, daß sie für die Einhaltung der Vorschriften des Zivildienstgesetzes und des Leitfadens für die Durchführung des Zivildienstes Sorge tragen. Nach den oben beschriebenen Umständen ist das aber häufig nicht der Fall. Oberste Devise scheint eher „Ruhe in der Region" zu sein. Hinzu kommt, daß ein großer Teil der 53 Regionalbetreuer ehemalige Zeitsoldaten (13) sind, vom Bundesgrenzschutz (?) oder aus der Bundeswehrverwaltung (5) kommen (Antwort der Bundesregierung vom 14.3.1984, Bundestagsdrucksache 10/1120). Vor diesem Hintergrund verwundern Berichte nicht, nach denen Problemanmeldungen von Zivildienstleistenden mit Stubenappell, Anbrüllen, „Zusammenscheißen“ u.ä. durch einzelne Regionalbetreuer beantwortet werden. Allerdings: Es gibt auch anständige Regionalbetreuer. Sie sind nur nicht in der Mehrzahl.

Nach unserer Erfahrung ist es sinnvoller, sich in echten Konfliktsituationen direkt an das Bundesamt für den Zivildienst zu wenden, auch wenn dieses den Regionalbetreuer zu einem Besuch in die Dienststelle schickt. Diese Besuche sind in der bisherigen Praxis besonders problematisch. Vielfach laufen sie folgendermaßen ab: Der Regionalbetreuer kommt mit der schriftlichen Beschwerde des Zivildienstleistenden in die Dienststelle. Er bespricht sich ausführlich mit dem Dienststellenleiter und den Personen, gegen die die Beschwerde gerichtet ist. Der Zivildienstleistende wird anschliessend dazuzitiert, und ihm wird seine Beschwerde Punkt für Punkt um die Ohren gehauen. Null Chance für den Zivildienstleistenden. Dieses Gespräch dauert oft nur 10 Minuten, während mit dem Dienststellenleiter über Stunden beim Kaffee geplauscht wurde. Allerdings: Auch hier gibt es wieder Ausnahmen unter den Regionalbetreuern, die ein solches Vorgehen nicht gutheißen und auch nicht durchführen.

Grundsätzlich gilt, daß man in ein solches Gespräch möglichst nicht allein gehen sollte. Der Vertrauensmann kann dabei sein oder eine andere Vertrauensperson, ein Pfarrer oder auch ein Rechtsanwalt. Jemand sollte dieses Gespräch möglichst genau mitschreiben, damit im weiteren Beschwerdeverfahren – sofern es keine Einigung gibt – genau vortragen kann, was wie besprochen worden ist. Jeder hat das Recht, in Gesprächen mit Behörden sich der Hilfe von entsprechenden Rechtsvertretern, Beiständen etc. zu bedienen. Ausnahmen sind natürlich Prüfungen und unter Umständen auch diszipli-

nare Ermittlungen. Anschriften zu erhalten über:
Bundesamt für den Zivildienst,
Postfach 520 120, 5000 Köln 51, Tel.: 0221/3673-1
oder die zuständigen Verwaltungsstellen (oder natürlich Dienststelle)

Bundesamt für den Zivildienst

Als Bundesoberbehörde ohne einen angemessenen Verwaltungsunterbau hat das Bundesamt für den Zivildienst die Schwierigkeit, sich in Beschwerdefällen sachkundig zu machen und einzugreifen. Hinzu kommt, daß die meisten Zivildienstleistenden gar nicht mehr dem unmittelbaren Zugriff des Bundesamtes unterliegen, sondern an Privatunternehmer (so an die Altenheime) ausgeliehen sind. Zwar können die Regionalbetreuer oder andere Mitarbeiter des Bundesamtes alle Unterlagen einsehen und sich berichten lassen, aber einen direkten Zugriff z.B. auf Dienststellenleiter haben sie nicht. Das Bundesamt für den Zivildienst kann bei Verfehlungen eines Dienststellenleiters nicht mit einfachen Maßnahmen, z.B. Ernennung eines anderen Mitarbeiters zum Dienststellenleiter, reagieren, sondern nur mit der Aberkennung der Dienststelle drohen. Da man zu diesem schwersten Eingriffsmittel nur in besonders begründeten Fällen greifen kann, fehlt dem Bundesamt ein Instrumentarium, um Zivildienstleistende ernsthaft vor Übergriffen in der Dienststelle zu schützen. Es ist immer nur auf den guten Willen der Wohlfahrtsverbände und ihrer Einrichtungen angewiesen.

Deutlich wird dieses vorgebliche Angewiesensein auf die Dienststellen im Verhalten des Bundesamtes für den Zivildienst im folgenden Fall, der auch beispielhaft für andere Vorgänge steht: Will die Einrichtung z.B. einen unbequemen Zivildienstleistenden loswerden und stellt beim Bundesamt für den

Zivildienst einen Versetzungsantrag, so sind Prüfungskriterien praktisch nicht vorhanden. Die Dienststelle muß den Versetzungsantrag nur ernsthaft und scheinbar begründet stellen. Ob die Begründung zutreffend ist, wird vom Bundesamt nicht geprüft. In Schreiben des Amtes an Zivildienstleistende, die sich beschweren oder zum Sachverhalt eine richtigstellende Äußerung machen, wird das deutlich:

„So bedarf es keiner weiteren Begründung, daß eine Versetzung dann aus dienstlichen Gründen gerechtfertigt sein kann, wenn der Zivildienstleistende seine gesetzlichen Grundpflichten im Sinne des § 27 ZDG nicht erfüllt, also etwa den Arbeitsfrieden und das Zusammenleben innerhalb der Dienststelle stört oder erschwert.

Ob der Zivildienstleistende diese Pflichten objektiv verletzt hat, braucht jedoch nicht weiter geprüft werden. Kommt das Bundesamt für den Zivildienst dem Versetzungsgesuch nach, handelt es nicht willkürlich. Diese geringen Anforderungen an die Rechtmäßigkeitskontrolle sind bedingt durch die Struktur des Zivildienstverhältnisses und des Zivildienstes allgemein. Anders als der wehrpflichtige Soldat, dem er sonst im wesentlichen gleichgestellt ist (vgl. § 78 Abs. 2 ZDG), leistet der Kriegsdienstverweigerer seinen Dienst nicht notwendigerweise innerhalb einer staatlichen Organisation, sondern in der Regel bei anerkannten, außerhalb des staatlichen Verwaltungsaufbaus stehenden Beschäftigungsstellen (vgl. §§ 3, 4 ZDG). Diese können privatrechtlich oder öffentlich-rechtlich organisiert sein, zeichnen sich aber in jedem Fall dadurch aus, daß sie sich freiwillig als Beschäftigungsstelle zur Verfügung gestellt haben und ihre Bereitschaft dazu jederzeit widerrufen können.

Erst durch sie aber wird die Durchführung des Zivildienstes im weiten Umfang möglich. Diese Eigenart der Organisation des Zivildienstes bringt es mit sich, daß das Bundesamt für den Zivildienst bei der Zuteilung der Zivildienstleistenden nicht frei verfügen kann. Es ist vielmehr auf die Bereitschaft der Beschäftigungsstellen angewiesen, überhaupt Zivildienstleistende oder bestimmte Zivildienstleistende einzustellen. Anders als beim Wehrdienstverhältnis hat das Bundesamt für den Zivildienst, wollte es die Durchführung des Zivildienstes als übergeordneten Zweck nicht durch den Verlust von Beschäftigungsstellen gefährden, auf die Belange der außerstaatlichen Beschäftigungsstellen weitgehend Rücksicht zu nehmen. Dies führt dazu, daß die Rechte des Zivildienstleistenden nicht durch die Erfordernisse des eigentlichen Dienstes, sondern auch durch den vorerwähnten übergeordneten Zweck der Realisierung des Zivildienstes insgesamt und damit durch das „Drittinteresse" der Beschäftigungsstellen eingeschränkt werden."

Die Rolle der Regionalbetreuer und diese politisch gewollte unerfreuliche Position des Bundesamtes für den Zivildienst sollte Zivildienstleistende aber nicht hindern, sich dorthin zu wenden. Das Bundesamt ist nun einmal für Zivildienst zuständig. Man muß sich bei den meisten Konflikten schon deshalb zunächst an das Bundesamt wenden, weil alle anderen Institutionen und Personen fragen werden, ob das Bundesamt eingeschaltet ist. Allerdings erklärt es sich nur für „Zivildienst" zuständig. Ob das so richtig ist, muß dahingestellt bleiben. An das Bundesamt kann man sich also nicht wenden, wenn man in Sorge um die alten Menschen sich dafür einsetzt, daß abgelaufene Lebensmittel nicht mehr ausgegeben werden. Ebenso erklärt es sich unzuständig in der Frage, ob es ausreicht, wenn ein nichtausgebildeter Zivildienstleistender allein auf der Pflegestation Nachtwache macht. Wenn man in einem solchen Fall allerdings moniert, daß man entgegen den Vorschriften des Leitfadens mehr als hauptamtliche Kollegen zu Diensten zu ungünstigen Zeiten herangezogen wird, schaltet sich das Bundesamt doch ein, weil eine Vorschrift nach dem Zivildienstgesetz verletzt ist. Deshalb hängt es zum Teil an der

Fragestellung, ob das Bundesamt sich zuständig fühlt oder nicht. Es lohnt sich deshalb manchmal, in einer Beschwerde oder Anfrage den Konflikt mit seinen unterschiedlichen Aspekten vorzutragen.

Anschrift:
Bundesamt für den Zivildienst,
Postfach 520 120, 5000 Köln 51, Tel.: 0221/3673-1

Bundesbeauftragter für den Zivildienst

Viele Menschen denken wegen der Namensgleichheit, daß der Bundesbeauftragte für den Zivildienst die gleiche Funktion habe wie der Wehrbeauftragte des Deutschen Bundestages. Das ist nicht der Fall. Nach Artikel 45 b Grundgesetz ist der Wehrbeauftragte zum Schutz der Grundrechte der Soldaten da. Er wird tätig, wenn ihm eine Verletzung der Grundrechte oder der Grundsätze der Inneren Führung angezeigt wird. Das Wehrbeauftragtengesetz gibt ihm weitgehende Befugnis, Sachverhalte zu ermitteln und zur Abhilfe von Mißständen tätig zu werden. Der jährliche Bericht des Wehrbeauftragten an das Parlament ist ein wirksames Instrument, auch grundsätzliche Veränderungen anzuregen und herbeizuführen.

Der Bundesbeauftragte für den Zivildienst hat fast gegenteilige Aufgaben. Er ist Regierungsbeauftragter, sozusagen das Regierungssprachrohr in Sachen Zivildienst, dessen Aufgabe es ist, die Wohlgestaltung der gesetzlichen Regelungen und den glatten Ablauf des Zivildiensts nach außen zu verkaufen. Deshalb ist von ihm eher ein Vertuschen, Herunterspielen und Unter-den-Teppich-kehren von Problemen zu erwarten als ernsthaftes Abstellen von Mißständen.

Da er keinerlei Mitarbeiter zur Überprüfung von Vorgängen hat, leitet er Eingaben immer weiter, in aller Regel an die zuständige Abteilung im Ministerium. Das führt dazu, daß man

sich in vielen Fällen auch direkt an das Ministerium wenden kann. Nur in den Fällen, in denen auch die politische Führung von besonderen Vorkommnissen Kenntnis erhalten sollte, sollte man sich an ihn wenden. Allerdings hilft es auch hier eher, wenn man sich an die Bundestagsabgeordneten des Wahlkreises oder des Petitionsausschusses wendet, die meistens eine ernsthaftere politische Kontrolle ausüben.
Anschrift:
Bundesbeauftragter für den Zivildienst,
Kennedyallee 105 – 107, 5300 Bonn 2, Tel.: 0228/308-0

Bundesministerium für Jugend, Familie, Frauen und Gesundheit

Im Bundesministerium für Jugend, Familie, Frauen und Gesundheit gibt es eine Unterabteilung 22 (Zivildienst), die sich ausschließlich mit der Durchführung des Zivildienstes befaßt. Hier werden die Vorgaben für das Bundesamt für den Zivildienst erarbeitet und erlassen, hier liegt auch die Kontrolle des Bundesamtes. Wendet man sich mit der Beschwerde an diese Unterabteilung, so wird von dort das Bundesamt um Überprüfung und Berichterstattung gebeten. Man erhält die Antwort aber wieder von der angesprochenen Unterabteilung. Vielfach heißt das natürlich, daß der Regionalbetreuer mit der ans Ministerium gerichteten Beschwerde in der Dienststelle auftaucht und seine Untersuchungen anstellt (siehe auch bei „Regionalbetreuer“). Das Ministerium sollte vor allem dann Adressat von Eingaben sein, wenn sich Mißstände auf die Weisungen des Ministeriums an das Bundesamt zurückführen lassen und natürlich dann, wenn Bundesamt und Regionalbetreuer nicht helfen wollen oder können.

Wichtig ist, daß solche von der Basis und praktischen

Arbeit weit entfernten Menschen ständig berichtet bekommen, was ihre Vorgaben in der Praxis bedeuten.

Allgemein bekannt ist, daß die Ministerialbürokratie ein mächtiger Faktor im politischen Geschehen ist. Aber sie arbeitet auf Weisung des Ministers und wird vom Bundestag kontrolliert. Die Vorgaben gehen deshalb in aller Regel auf eine durch die Politik gebilligte Linie zurück. Wenn man den Eindruck hat, daß Kriegsdienstverweigerer durch den Zivildienst beschwert und manchmal sogar benachteiligt werden sollen, so ist das nicht freie Erfindung des Beamten im Ministerium, sondern durch die Regierung so gewollt.

Anschrift:
Bundesministerium für Jugend, Familie, Frauen
und Gesundheit, Unterabteilung Zivildienst,
Postfach 200220, 5300 Bonn 2, Tel.: 0228/308-0

Beirat für den Zivildienst

Dem Bundesministerium für Jugend, Familie, Frauen und Gesundheit ist ein Beirat für den Zivildienst zugeordnet, der die Ministerin/den Minister in Fragen des Zivildienstes beraten soll. In diesem Beirat sitzen neben Vertretern der Bundesländer, der Arbeitgeber, der Kirchen und der Wohlfahrtsverbände auch Vertreter der Gewerkschaften und der KDV-Verbände. Die letztgenannten entsenden sechs Vertreter in den Beirat, drei davon müssen Zivildienstleistende sein.

Es gibt eine scherzhafte, aber zutreffende Bemerkung über die Bedeutung des Beirates: „Der Beirat soll raten, was die Ministerin bei sich beschlossen hat“.

Nichts desto trotz haben die Mitglieder dieses Beirates aber die Möglichkeit, bestimmte Vorgänge auf die Tagesordnung der Sitzungen des Beirates setzen zu lassen und zur Sprache zu bringen. Vor allem aber können sie sich direkt an das Ministerium wenden und um Überprüfung bestimmter Vorgänge bitten, die ihnen bekannt geworden sind. Damit erhält die Angelegenheit so etwas wie „öffentliche" Kontrolle und wird mit Sicherheit gründlicher überprüft als ohne die Einschaltung der Beiratsmitglieder. Vor allem aber können die Beiratsmitglieder anregen, wenn bestimmte Mißstände auf Grund häufiger Beschwerden deutlich werden, grundsätzlich etwas zu ändern.

Die Anschriften der Mitglieder des Beirates für den Zivildienst kann man im Ministerium oder in der Zentralstelle für Recht und Schutz der Kriegsdienstverweigerer erfragen. Bei arbeitsrechtlichen Problemen kann man sich auch direkt an den Deutschen Gewerkschaftsbund, Hauptvorstand in Düsseldorf wenden, der ebenfalls im Beirat vertreten ist.

Anschriften:

Zentralstelle für Recht und Schutz der Kriegsdienstverweigerer aus Gewissensgründen e.V.,
Donandtstr. 4, 2800 Bremen 1, Tel.: 0421/340025

Bundesministerium für Jugend, Familie, Frauen und Gesundheit, Abteilung Zivildienst,
Postfach 200220, 5300 Bonn 2, Tel.: 0228/308-0

Deutscher Gewerkschaftsbund, Abteilung Jugend,
Hans-Böckler-Str. 39, 3000 Düsseldorf 30, Tel.: 0211/4301-0

Abgeordnete / Petitionsausschuß des Landtages / Bundestages

Abgeordnete der Landtage und des Bundestages können jederzeit um Hilfe gebeten werden. Vor allem, wenn man auf dem normalen Behördenweg nicht zu seinem Recht kommt, kann man sich an Abgeordnete wenden. Angelegenheiten des Zivildienstes fallen in den Zuständigkeitsbereich der Bundestagsabgeordneten, Angelegenheiten in den Dienststellen meistens in den Bereich der Landtagsabgeordneten. Die Abgeordneten kontrollieren die aufsichtsführenden Behörden: die Mitglieder des Bundestages das für den Zivildienst zuständige Ministerium und die Mitglieder der Landtage die Heimaufsichtsbehörden. Sie können sich für den Zivildienstleistenden an diese Behörden wenden und um Überprüfung und Bericht bitten. Ggf. führen die Berichte über bestimmte Mißstände zu Diskussionen in den Fachausschüssen von Landtagen und Bundestag.

Die Mitglieder des Petitionsausschusses haben die Möglichkeit, sich im Einzelfall an die Regierung zu wenden und eine konkrete Abhilfe zu erbitten. Formal ist die Regierung an eine solche Bitte nicht gebunden, in aller Regel folgt sie aber dem Votum der Abgeordneten.

Vielfach kann man sich auch an die Mitglieder des Gemeinderates oder des Kreistages wenden. Diese kennen sich vor Ort aus und können Kontrollaufgaben direkt wahrnehmen. Manchmal sind sie auch direkt zuständig für dic Einrichtungen. Ihnen können unter Umständen ähnliche Aufgaben wie den Pfarrern zukommen, daß sie sich vermittelnd einschalten und Gespräche ermöglichen.

Für alle Abgeordneten gilt, daß sie manchmal im Rahmen ihrer Vielfachfunktionen auch zu Vorständen oder ähnlichen Gremien des Altenheimes gehören. Das kann außerordentlich hilfreich sein, weil sie genaue Kenntnisse der Situation haben, das kann aber auch sehr hinderlich sein, weil sie Partei sind. Aber auch das kann man im ersten Gespräch abklären.

Unklar scheint zu sein, wie man Abgeordneten gegenüber der Verschwiegenheitspflicht unterliegt. Meines Erachtens kann es sie hier nicht geben, wenn man sich als Bürger an seinen Abgeordneten wendet. Auf jeden Fall sollte man deshalb in dem Gespräch mit dem Abgeordneten diese Frage/Problematik ansprechen.

Anschriften:
Petitionsausschuß des Deutschen Bundestages,
Bundeshaus, 5300 Bonn 1, Tel.: 0228/16-1
Die Petitionsausschüsse der Landtage sind über die Landtage zu erreichen.

Heimaufsicht

Alle Altenheime unterliegen der Heimaufsicht. Diese achtet nach dem Heimgesetz darauf, daß Altenbetreuung und -versorgung menschenwürdig gestaltet wird. An die Heimaufsicht kann man sich ebenfalls jederzeit wenden, nach deren Angaben sogar je früher je besser. Die Aufsichtsbehörde geht allen Beschwerden nach. Dazu benötigt sie natürlich möglichst genaue Angaben.

In der Regel finden Überprüfungen nach vorheriger Ankündigung im Heim statt. Der Heimleitung wird die Beschwerde vorgetragen und um Stellungnahme gebeten. Ergibt sich aus der Beschwerde, daß eine Ankündigung des Besuchs zur Verschleierung des Mißstandes führen würde, so werden die Überprüfungen auch ohne Ankündigung oder ohne Wissen der Heimleitung durchgeführt (z.B. im Rahmen eines Routinebesuchs zu ganz anderen Fragen). Die Heimaufsicht antwortet dem Beschwerdeführer in jedem Fall und berichtet über die Durchführung der Kontrolle und die ergriffenen Maßnahmen.

Wenn man als Beschwerdeführer zunächst anonym bleiben möchte, kann man in den meisten Fällen mit der Heimaufsicht vereinbaren, daß der eigene Name bei der Überprüfung nicht genannt wird. Kommt es allerdings zu weiteren, manchmal auch gerichtlichen Auseinandersetzungen, kann man sicher nicht umhin, die Anonymität aufzugeben. Anonyme Beschwerden werden hingegen nicht bearbeitet.

Die Heimbewohner sind auch in Beschwerdefällen auf die Mithilfe der Angestellten, häufig wohl der Zivildienstleistenden angewiesen. Ihre eigenen Beschwerden werden von der Aufsichtsbehörde für weniger überprüfungsgeeignet gehalten als die der Mitarbeiter. Deshalb sollte man sich nicht scheuen, mindestens ein Gespräch über die problematischen Sachverhalte mit der Heimaufsicht zu führen. Ob daraus eine förmliche Beschwerde wird, kann man dann immer noch entscheiden.

Vielen Heimen ist ein aus den Bewohnern gebildeter Heimbeirat zugeordnet. An diesen Beirat kann man sich ebenfalls wenden, wenn man den Eindruck hat, er arbeitet selbstbewußt und eigenständig.
Anschriften zu erhalten über:
Sozialministerien der Bundesländer (weil die Aufsichtsbehörden unterschiedlich zugeordnet sind)

Presse

Die Einschaltung von Öffentlichkeit ist sicher das schwierigste Kapitel in Auseinandersetzungen, weil hier vielerlei zusammenkommt: Persönlichkeitsschutz der betreuten Personen, dienstliche Verschwiegenheit und ganz praktische Überlegungen.

Öffentlichkeit kann hinderlich sein. Wenn man den Eindruck hat, Gespräche können Schwierigkeiten lösen, so darf man sein Gegenüber nicht in die Situation bringen, nur noch sein Gesicht wahren zu müssen. Dann trifft man auf Positionen, die starr und nicht diskutierbar sind. Das hilft nicht weiter.

Öffentlichkeit kann aber auch helfen. Wohlfahrtseinrichtungen scheuen negative Berichterstattung wie der Teufel das Weihwasser, weil ein schlechtes Image immer zu finanziellen Einbußen führt. Wenn eindeutige krasse Mißstände (unkorrekte Soldzahlungen, verdorbenes Essen für Heimbewohner o.ä.) in der Presse berichtet werden, ist das damit fast abgestellt, weil Vorgesetzte dann sofort handeln. Schwierig ist das natürlich in allen Angelegenheiten, die so oder so auslegbar sind. Dann wird es oftmals nur zu Gegenstellungnahmen und nicht zur Korrektur führen.

Öffentlichkeit ist manchmal auch hilfreich, wenn alle anderen Wege ausgeschöpft sind und nichts erreicht werden konnte. Eine öffentliche Diskussion rollt die Sache oft erneut auf und bringt auch bisher negative Einstellungen von Behörden zu der Sache ins Wanken.

Hier gilt grundsätzlich, daß man der Öffentlichkeit gegenüber nur Sachen behaupten darf, die man auch belegen kann. Vermutungen über die Absicht zu fehlerhaftem Handeln reichen nie aus. Man sollte lieber drei belegbare Tatsachen mitteilen und zwei unsichere weglassen, als daß man im Nachhinein nur die zwei unsicheren Sachen als falsch um die Ohren gehauen bekommt.

Verhaltensweise bei Konflikten

1. Tatbestand ganz sicher klären und Beweise sichern
2. Klarheit über das Ziel, das man mit der Beschwerde verfolgt
3. Diskussion mit Kollegen am Arbeitsplatz – möglichst Mitstreiter gewinnen, auch heimliche Sympathisanten
4. Mit Vertrauenspersonen (Pfarrer, örtliche Abgeordnete) sprechen, um die eigene Sichtweise klarzukriegen
5. Den Dienstweg beschreiten, also zunächst mit den Zuständigen verhandeln, wenn ohne Erfolg:
6. Beschwerde an die nächsthöhere Dienststelle
7. Beiratsmitglieder, kirchliche Beauftragte, Abgeordnete über die Beschwerde informieren und kritische Begleitung und Auskunft erbitten; wenn ohne Erfolg:
8. Intervention von Beiratsmitgliedern, kirchlichen Beauftragten, Abgeordneten erbitten
9. Petitionsausschuß um Regelung bitten; wenn ohne Erfolg:
10. Öffentlichkeit einschalten
11. Achtung: Es kann so, aber auch ganz anders laufen.

Weitere wichtige Anschriften

Zivildienstseelsorger

Ev. Kirche:

Evangelische Arbeitsgemeinschaft zur Betreuung der Kriegsdienstverweigerer (EAK),
Carl-Schurz-Str. 17, 2800 Bremen 1, Tel.: 0421/344037

In den Landeskirchen kann man sich wenden an:
Evangelische Landeskirche in Berlin Brandenburg (Berlin-West)
Ansprechpartner für mit KDV zusammenhängenden Fragen:
Oberkonsistorialrat Manfred Kräutlein, Bachstraße 1-2
1000 Berlin 21, Telefon (030) 39 09 11

Nordelbische Evangelisch-Lutherische Kirche
Pastor und Kirchenrat Martin Hennig (KDV)
Pastor Dietrich Frahm (ZDL), Hirschgraben 25
2000 Hamburg 76, Telefon (040) 25 88 81

Bremische Evangelische Kirche
Pastor Joachim Stoevesandt, Föhlstraße 2
2800 Bremen, Telefon (04 21) 82 11 46 (KDV)
Pastor Ingbert Lindemann, Martinikirchhof 1
2000 Bremen 1, Telefon (04 21) 32 81 86

Evangelisch-Lutherische Kirche in Oldenburg
Pastor Anton-Günther Gerdes, Schulstraße 4
2894 Stollhamm, Telefon (0 47 35) 3 80
Pfarrer Werner Dettloff, Blokerfelder Straße 170
2900 Oldenburg, Telefon (04 41) 5 14 96

Evangelisch-Reformierte Kirche in Nordwestdeutschland
Pastor Diedrich Bode, Kirchstraße 23
2957 Westoverledingen-Großwolde, Telefon (0 49 55) 82 26
Pastor Hermann Schaefer, Taunusstraße 27
4460 Nordhorn, Telefon (0 59 21) 1 47 59

Evangelisch-Lutherische Landeskirche Hannovers
Pastor Günther Reinboth, Archivstraße 3
3000 Hannover, Telefon (05 11) 1 94 14 69

Evangelisch-Lutherische Landeskirche Schaumburg-Lippe
Pastor Friedrich Strottmann, Pfarrhaus
3061 Meerbeck, Telefon (0 57 21) 18 54

Evangelisch-Lutherische Kirche in Braunschweig
Pastor Alexander Knackstedt, Schulstraße 6
3303 Vechelde-Wahle, Telefon (05302) 14 19

Evangelische Kirche von Kurhessen-Waldeck
Pfarrer Karl-Daniel Leonhäuser,
Arbeitsstelle für KDV und ZDL, Harleshäuser Str. 138
3500 Kassel 1, Telefon (05 61) 6 20 00

Evangelische Kirche von Westfalen
Pastor Dr. Alf Seippel, Haus Villigst, Postfach 5020
5840 Schwerte 5, Telefon (0 23 04) 755 - 230

Lippische Landeskirche
Pastor Axel Kaiser, Begaerstraße 5
4924 Barnstrup-Alverdissen, Telefon (0 52 62) 21 62
Jugendpastor Karl Drüge, Lortzingstraße 4
4930 Detmold 17, Telefon (0 52 31) 2 27 42

Evangelische Kirche im Rheinland
Pfarrer Helmut Schlüter, Kartäusergasse 9
5000 Köln 1, Telefon (02 21) 32 24 00 (ZDL)

Evangelische Kirche in Hessen und Nassau
Pfarrer Reinhard Becker (ZDL)
Pfarrer Michael Germer (KDV), Kiesstraße 18
6100 Darmstadt, Telefon (0 61 51) 4 40 88 oder 4 40 89

Evangelische Kirche der Pfalz (Protestantische Landeskirche)
Pfarrer Friedhelm Schneider, Marienstraße 8, Gayerstraße 1
6720 Speyer, Telefon (062 32) 2 82 30

Evangelische Kirche in Württemberg
Diakon Herbert Schulz,
Pfarrer Harald Wagner, Rosenbergstraße 45
7000 Stuttgart 1, Telefon (07 11) 63 81 49

Evangelische Kirche in Baden
Diakon Kurt Kern, Diakon Theodor Ziegler
im Amt für Jugendarbeit, Postfach 2269, Vorholzstraße 7
7500 Karlsruhe, Telefon (0721) 168 - 333/327

Evangelisch-Lutherische Kirche in Bayern
Diakon Walter Deindörfer
Pfarrer Wolfgang Langenbach, Gudrunstraße 33
8500 Nürnberg, Telefon (09 11) 43 04-238

Evangelische Freikirchen:

Gemeindejugendwerk - Bund Evangelisch-Freikirchlicher Gemeinden, Rennbahnstraße 115 b
2000 Hamburg 74, Telefon (040) 6 51 88 88

Bund Freier Evangelischer Gemeinden
Goltenkamp 4
5810 Witten, Telefon (0 23 02) 34 41

Kath. Kirche:

Katholische Arbeitsgemeinschaft für Kriegsdienstverweigerung und Zivildienst, Mülheimer Ufer 1,
5000 Köln 80, Tel.: 0221/621068

In den Diözesen kann man sich wenden an:

Diözese Aachen
Johannes Schnettler; Referat Beratung und Beistand für KDV im bischöflichen GV, Abt. 2.3, Klosterplatz 7
5100 Aachen, Tel.: (02 41) 45 22 15 - 401
Gonthard Freyer (ZDL-Pastor), Diözesan-Caritasverband, Kapitelstr. 3, 5100 Aachen, Tel.: (02 41) 43 11 11

Diözese Augsburg
Ulrich Hörwick, Bischöfliches Seelsorgeamt, Kappelberg 1,
8900 Augsburg, Tel.: (08 21) 31 52 - 236/243

Diözese Bamberg
Klaus Achatzky, Erzbischöfl. Jugendamt, Kleberstr. 23
3600 Bamberg, Tel.: (09 51) 2 53 33

Diözese Eichstätt
Bischöfliches Jugendamt, Luitpoldstr. 2
8078 Eichstätt, Tel.: (0 84 21) 50 - 314

Diözese Essen
Joachim Nowak, Bischöfl. Jugendamt, Burgplatz 3
4300 Essen 1, Tel.. (02 01) 22 04 - 245/255

Diözese Freiburg
Bernhard Schilling, Erzbischöfliches Jugendamt, Okenstraße 15
7800 Freiburg, Tel.: (07 61) 51 44 - 151/154
Michael Spielmann, Diözesan-Caritasverband, Hildastr. 65
7800 Freiburg, Tel.: (07 61) 70 83 - 123/124

Diözese Fulda
Rüdiger Hamberger, Bischöfl. Jugendamt, Paulustor 5,
6400 Fulda, Tel.: (06 61) 871 - 417

Diözese Hildesheim
Rupert Butterbrodt, Bischöfl. Jugendamt, Domhof 18-21
3200 Hildesheim, Tel.: (0 51 21) 30 73 38

Diözese Köln
Friedrich Wenzler, Erzbischöfl. Jugendamt, Marzellenstr. 32
5000 Köln, Tel.: 02 21) 16 42 - 242

Diözese Limburg
Thomas Wagner, Alois Schneider (Beratung)
Arbeitsstelle f. Zivildienstleistende, Graupfortstr. 5
6250 Limburg, Postfach 1424, Tel.: (0 64 31) 295-557/561/544

Diözese Mainz
Pfarrer Winfried Klein, Zivildienstbüro der Diözese Mainz,
Holzhofstr. 8, Postfach 1204,
6500 Mainz, Tel.: (0 61 31) 28 26-86/77

Diözese München
Hans Rehm, Ernst Würschinger,
Fachbreich KDV/ZDL im Erzbischöfl. Ordinariat,
Dachauer Str. 5, 8000 München2, Tel.: (089) 21 37 - 469

Diözese Münster
Elfriede Dalla Riva-Hanning, Bischöfl. Jugendamt,
Rosenstr. 16, Postfach 1366,
4400 Münster, Tel. (02 51) 495 441/446

Diözese Osnabrück
Wolfgang Kamp (Referent für Friedensdienste),
Abt. Jugendpastoral/Jugendbildung, Domhof 12,
4500 Osnabrück, Tel.: (05 41) 31 82 38

Diözese Paderborn
Theodor Wegemann, Bischöfl. Generalvikariat,
Referat KDV- u. ZDL-Seelsorge, Domplatz 3
4790 Paderborn, Tel.: (0 52 51) 207 - 429/255

Diözese Passau
Josef Wagner (KDV-Beratung), Bischöfl. Jugendamt,
Innbrückgasse 9, 8390 Passau, Tel.. (08 51) 39 32 96
Peter Oberleitner (ZD-Seelsorge), Bischöfl. Jugendamt
Innbrückgasse 9, 8390 Passau, Tel.: (08 51) 39 32 84

Diözese Regensburg
Anton Högerl, Diözsesanstelle für KDV und ZDL,
Roritzerstr. 12, 8200 Regensburg, Tel.: (09 41) 56 52 39

Diözese Rottenburg/Stuttgart
Alfred Schiemer, Franz-Josef Scholz,
Bischöfl. Jugendamt, Referat f. ZDL, Antoniusstr. 3
7314 Wernau, Tel.: (0 71 53) 30 01 -0/48

Diözese Speyer
Karl-Ludwig Berberich, Bischöfl. Jugendamt,
Webergasse 11, 6720 Speyer, Tel.: (0 62 32) 10 21

Diözese Trier
Hans Wax, Bistumsstelle f. ZDL, Hinter dem Dom 4
5500 Trier, Tel.: (06 51) 71 05 - 402/401
Pfr. Ludwig Unkelbach, Kath. Jugendzentrale,
Sichelstr. 36, 5500 Trier, Tel.: (0651) 7 60 77

Diözese Würzburg
Pfr. Edwin Erhard, Jugendhaus Volksberg,
8788 Bad Brückenau, Tel.: (09 741) 714
Alfred König, Jugendpfarrer (KDV), Bischöfl. Jugendamt
Kürschnerhof 2, 8700 Würzburg, Tel.: (09 31) 386 - 320

Weitere Stellen, an die man sich wenden kann:

Selbstorganisation der Zivildienstleistenden, Vogelsbergstr. 17, 6000 Frankfurt 1, Tel.: 069/4980394

Deutsche Friedensgesellschaft/Vereinigte Kriegsdienstgegner, Schwanenstr. 16, 5620 Velbert 1, Tel.: 02051/4217

Interessensgemeinschaft Kriegsdienstverweigerung und Zivildienst in der SPD, Jürgen Haas, Werner-Sombart-Str. 37, 7750 Konstanz, Tel.: 07531/61492

Senioren-Schutz-Bund „Graue Panther" e.V.
Rathenaustr. 2, 5600 Wuppertal 2, Tel.: 0202/665543

Autorinnen und Autoren

Hannover, Almut, Rechtsanwältin, Bremen

Homann, Ulrich, Mitarbeiter von Trude Unruh, Gesellschafter des Klartext Verlages, Essen

Kropp, Beate, Mitarbeiterin des Klartext Verlages, Essen

Lorenz, Alfred, Diplom-Psychologe, Personalrat des Zentralkrankenhauses Bremen-Ost, Mitglied im Bundesabteilungsvorstand Psychiatrie und Rehabilitation der Gewerkschaft ÖTV, Bremen

Pieper, Wolfgang, Bundesjugendsekretär der Gewerkschaft ÖTV, Stuttgart

Tobiassen, Peter, Sozialarbeiter, Bremen

Unruh, Trude, Gründerin und Bundesvorsitzende des Senioren-Schutz-Bundes „Graue Panther“ e.V., Bundestagsabgeordnete, Wuppertal/Bonn

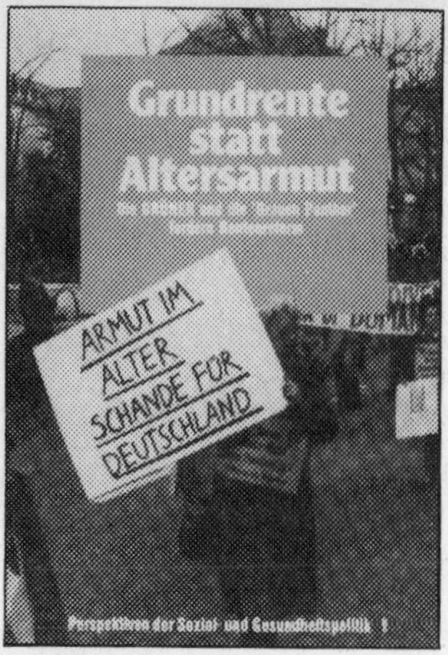

Die GRÜNEN /
Seniorenschutzbund
„Graue Panther" (Hg.)
Grundrente statt Altersarmut
Perspektiven der Sozialpolitik, Bd. 1
104 S.
ISBN 3-88474-406-2

Diese Bestandsaufnahme liefert einen interessanten Einblick in das heutige Rentensystem, in die aktuelle Reformdebatte und in die Rentenmodelle anderer europäischer Länder. Vor allem aber entwickeln die Autoren eine Alternative: eine einheitliche Grundrente für alle – finanziert über Steuern – und eine Zusatzrente, die als Versicherungsrente über Beiträge bezahlt werden soll. Begleitend dazu wird eine eigenständige Alterssicherung für Frauen gefordert, eine Anerkennung der Leistung der Kindererziehung und die Vereinheitlichung der Alterssicherungssysteme.

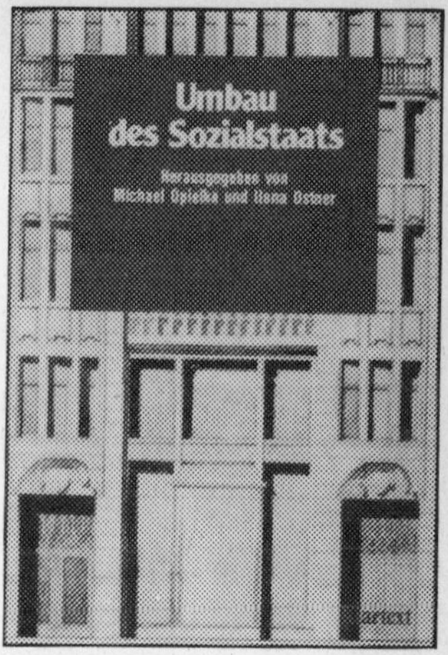

Michael Opielka /
Ilona Ostner (Hg.)
Umbau des Sozialstaats
Perspektiven der Sozialpolitik, Bd. 2
488 S.
ISBN 3-88474-411-9

Seit Mitte der siebziger Jahre werden eine Reihe neuartiger Problemkonstellationen sichtbar. Sie haben dazu geführt, daß maßgebliche Prämissen von Sozialstaat und Sozialpolitik, Konsensunterstellungen und Kompromisse (wieder) fragwürdig werden und nach neuen Begründungen verlangen. Ganz allgemein und unabhängig vom politischen Standort wird diese Situation als „Krise des Sozialstaats" gedeutet. Im Spektrum öffentlicher Diskussion finden sich gleichwohl höchst unterschiedliche Einschätzungen über das „Wesen" jener Krise.
Der vorliegende Band entstand im teils engeren, teils weiteren Zusammenhang der Diskussionen um sozialpolitische Alternativen der „Grünen" und unternimmt den Versuch, neue Akzente zu setzen und „quer" zu denken.

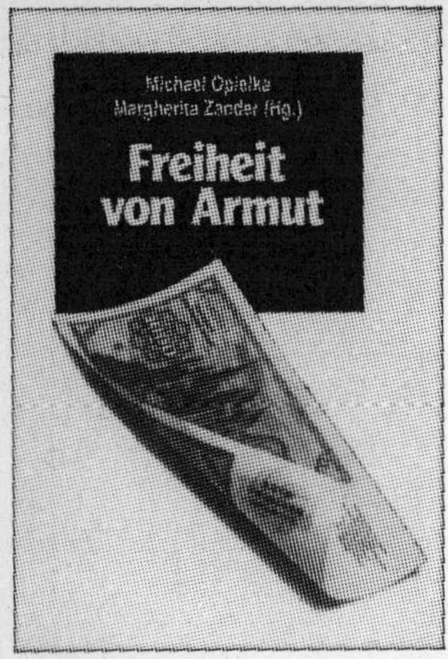

Michael Opielka /
Margherita Zander (Hg.)
Freiheit von Armut
Konzepte gegen die alte und neue Armut
Perspektiven der Sozialpolitik, Bd. 3

ISBN 3-88474-417-8

In diesem Buch kommen sowohl profilierte Armutsforscher als auch Betroffene und Selbsthilfegruppen zu Wort. Ihre Berichte geben einen Einblick in die soziale Misere, in die immer mehr Menschen in der BRD geraten. Neben Beispielen, was man in solch einer Notlage konkret tun kann, dokumentiert der Band auch politische Sofortmaßnahmen zur Armutsbekämpfung und Einkommenssicherung.

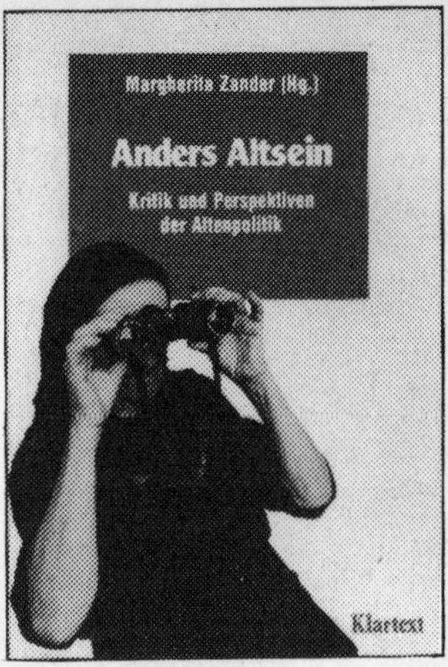

Margherita Zander (Hg.)
Anders Altsein
Kritik und Perspektiven der Altenpolitik
Perspektiven der Sozialpolitik, Bd.4
158 S.
ISBN 3-88474-426-7

Ausgehend von der Situation der Altenhilfe, die durch den Skandal der Altersarmut und absoluten Pflegenotstand gekennzeichnet ist, entwickeln die Autoren Vorschläge, wie die menschenwürdigen Lebensumstände in den heutigen Heimen durch ein humanes Konzept grundlegend geändert werden können. Zielvorstellung ist eine in Grundzügen entworfene, generationenübergreifende Altenpolitik.

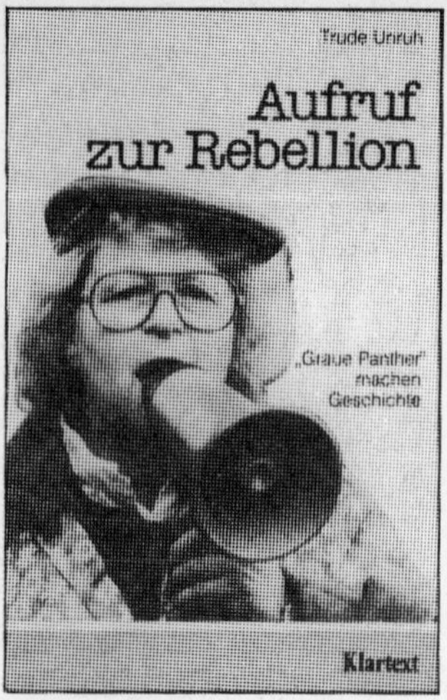

Trude Unruh
Aufruf zur Rebellion
„Graue Panther" machen Geschichte
160 S.
ISBN 3-88474-405-4
2. überarbeitete und
erweiterte Auflage

Das zehnjährige Bestehen des Seniorenschutzbundes war für die Gründerin und Panther-Vorsitzende, Trude Unruh, Grund und Anlaß, ein Buch über die Geschichte ihrer Gruppe vorzulegen. Das Buch dürfte zur Heimsuchung für Sozialpolitiker und Behördenvertreter werden, die vom wohlverdienten Ruhestand reden, in Wahrheit aber nur Demut und passive Dankbarkeit erwarten. Trude Unruh ruft ihre Altersgenossen zum Aufstand gegen die brave Altenrolle auf. An kraftvollen Sprüchen mangelt es nicht, doch werden sie nie zur Phrase, weil Kritik immer sachlich belegt, Vorschläge beeindruckend detailliert dargestellt werden. Selten ist über Armut im Alter so frei von falschem Mitleid und politisch so konsequent geschrieben worden.

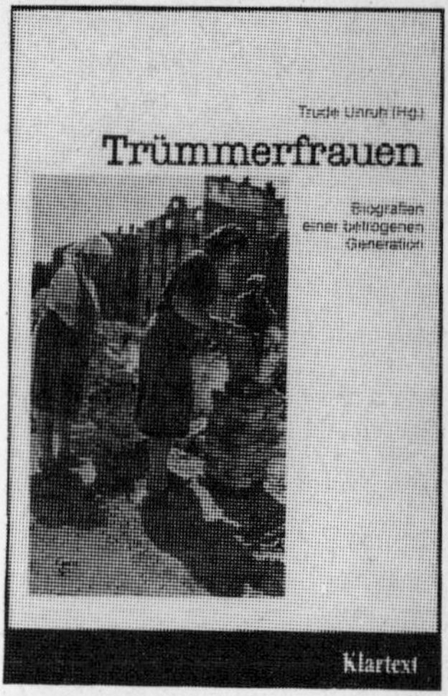

Trude Unruh (Hg.)
Trümmerfrauen
Biographien einer betrogenen
Generation
176 S.
ISBN 3-88474-420-8

Es geht nicht darum, die Leistung, die diese Frauen in ihrem Leben vollbracht haben, auf Heller und Pfennig aufzurechnen. Ihre Erzählungen verdeutlichen ihre Tapferkeit und ihre Lebendigkeit, vor allem aber ihre heutigen Ansprüche an ein menschenwürdiges Dasein. Sie brauchen keine Orden und Denkmäler, keine schwülstigen Feiertagsreden, die wie Nachrufe klingen. Sie brauchen einen Platz in unserer Gesellschaft und die Sicherheit, in Menschenwürde und Selbstbestimmung leben zu können.
Frauen dieser Generation schildern ihre Jugend in den Endjahren der Weimarer Republik, ihr Leben während der Nazi-Barbarei, den Krieg an der „Heimatfront", die Jahre in den Trümmern, schließlich den Wiederaufbau und das BRD-Wirtschaftswunder, an dem die meisten von ihnen keinen Anteil haben.

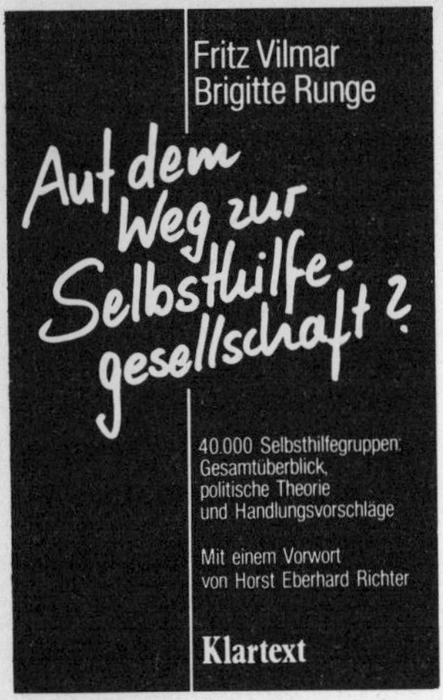

Fritz Vilmar / Brigitte Runge
Auf dem Weg zur Selbsthilfe-Gesellschaft
Gesamtüberblick, politische Theorie und Handlungsvorschläge
Mit einem Vorwort von Horst Eberhard Richter
350 S.
ISBN 3-88474-415-1

Alle, die nicht länger warten wollen, bis der Staat für ihre Kinder die richtigen Horte, Spielplätze, Schulen schafft und für bessere Lebensqualität im Stadtviertel sorgt, finden in diesem Buch Orientierungshilfen: eine Fülle beispielhafter Berichte und konkrete Anregungen zur Gründung von Selbsthilfegruppen. Ebenso engagiert wendet sich das Buch an Wissenschaftler und Politiker: Es versucht, eine umfassende Klärung des Umfangs und der gesellschaftspolitischen Bedeutung der Sozialen Selbsthilfegruppen zu erarbeiten, vor allem, aufgrund der empirischen Befunde konkrete Handlungsvorschläge zur weiteren Verbreitung sozialer Selbsthilfe vorzulegen. Mitsamt Adressenverzeichnis und Register ist der Band ein Handbuch zur bundesrepublikanischen Selbsthilfebewegung.

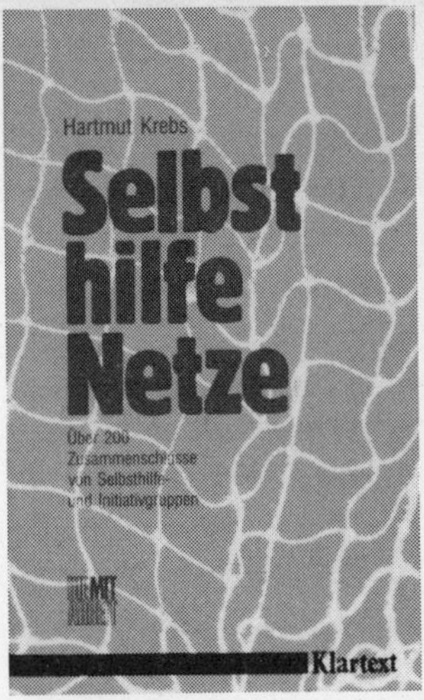

DIE MITARBEIT (Hg.)
Hartmut Krebs
Selbsthilfenetze
Über 200 Zusammenschlüsse von Selbsthilfe- und Initiativgruppen
289 S.
ISBN 3-88474-435-6

Wer kennt die „Koordinierungsstelle für Jugendwohngemeinschaften" oder die Bundesarbeitsgemeinschaft „Gemeinsam leben – gemeinsam lernen"?
Die Zahl der überregional arbeitenden Arbeits- und Interessengemeinschaften von Selbsthilfegruppen und Initiativen steigt ständig. Kein Wunder, denn immer mehr Menschen nehmen Selbsthilfegruppen in Anspruch oder wollen Gruppen ihr Wissen und ihre Hilfe anbieten.
Das Buch dokumentiert erstmalig die überregionalen Zusammenschlüsse von 40.000 selbstorganisierten Gruppen in der Bundesrepublik. Diese Selbsthilfe-Netze unterstützen die Bestrebungen von Initiativen und Selbsthilfegruppen für verbesserte Lebens- und Arbeitsbedingungen.